70代、腸内細菌と筋肉で老いを超える

菌活・筋トレで若返りが証明された!

医学博士
江田クリニック院長
日本消化器病学会専門医
日本消化器内視鏡学会専門医
江田 証 Eda Akashi

さくら舎

はじめに　腸活と筋活のすすめ

「70歳の壁」という急激な老化と向き合う

戦争、復興、高度経済成長……、ほんとうにいろいろなことがありましたね。

あなたは、激動の時代を乗り越えてきました。そして今、
あなたは、次第に我が身に押し寄せてくる「老化」にハッとすることが増えてませんか？

若いころにはなんてことなくかんたんにできたこと。

たとえば、若いころにはかんたんに駆け上がることができた同じ階段。

今は、ハアハア言わないと上り切れない。

若いころには感じることがなかった膝《ひざ》や腰の痛み、関節の痛み。

今まで自分には縁がなかったタイプの痛みに、ある日突然気づいてしまう。

そんなものに悩むなんて「年寄り」の世間話に出てくることじゃないか……。

まさか、自分が……。

ある日突然、自分の老化に気づく。

そんなときの恐怖や不安は、想像にかたくありません。

心に、ドキッと暗い影が差します。

ただでさえ、現在の日本では、新型コロナウイルス感染症がもたらす影響、戦争や物価の上昇などで世相は暗く、不安はつきません。

そんななか、周りを見回してみると、親しかった先輩や友人が次々に足腰が弱り、介護が必要となり、介護施設に入所してしまうことが増えました。

そして、介護施設に入所してしまうと、もうなかなか会えなくなってしまうのです。

どんな施設も、コロナのクラスター感染を恐れているからです。たとえ病院に入院しても、コロナ感染予防のために家族であっても面会できない。そうすると患者もますます元気を失ってしまいます。家族や友人の面会で得られる「がんばってまた元気になるぞ」というパワーは大きいものなのに……。

そんななかで、今の日本人は誰しも「心身ともに健康で70歳の壁を越えたい」と願っています。

今は腸内細菌で筋トレの時代

かくして今、医学界は「筋肉」に注目しています。

この70歳の壁を越えるためには、筋肉を効果的につけることが重要なのです。

どんなに認知症にならずに頭がはっきりしていても、どんなに内臓が丈夫だろうと、社会的地位が高く名誉やお金があったとしても、たとえ家族に医師や看護師などの医療者がいようが、自分の筋肉が少ないと、70歳の壁を越えることはできません。

この本では、いかにこの筋肉をつけるかというテーマについて解説します。

「えー。いまさら筋トレしろとか、スクワットしろとか、もう聞き飽きたよ」

とおっしゃるかもしれませんね。

はい。そんなヤボなことは申しません。

実はこの本は「新しい筋トレ」、つまり腸の環境を整える「腸活」をすることで筋肉をつけようという本です。

腸の中にはおよそ1000種類、100兆個の腸内細菌が棲《す》んでいます。

この腸内細菌をうまく活用する「菌トレ」することで筋肉をつける方法です。

効果的な菌トレをすることで、エイヤッ！　と軽々しく、70歳のハードルを越えていきましょう。

【目次】70代、腸内細菌と筋肉で老いを超える
——菌活・筋トレで若返りが証明された！

第2章　筋肉が認知症も予防する

第3章 70代の老いを超える筋トレ・菌トレ

第4章　酪酸菌（腸内細菌）が長寿のもと

第5章　すべては腸と筋肉の連関につきる

70代、腸内細菌と筋肉で老いを超える

——菌活・筋トレで若返りが証明された！

第1章　筋肉量多いと健康力がアップ

人体の最大の臓器は筋肉⁉

人体のなかで、最も大きな臓器は何だと思いますか？

実は筋肉です。筋肉は、体重のなんと約40％を占めています。

身体を動かす、呼吸する、飲み込む、といった、人が生きるうえで欠かせない機能は、すべて筋肉が支えているのです。

ほかにも、筋肉は熱を産生したり、血糖値を調節するなど、代謝にも大きな役割を担っています。

さらに、筋肉をつけることが病気にならない体質を作り、寝たきりを防ぎ、長寿をもたらします。

たとえがん（癌）になっても、筋肉が多い人のほうが、治りやすい。また、手術や抗がん剤や放射線療法も、筋肉が多い人のほうが効きやすいのです。

さらに、免疫力が高まり、新型コロナウイルスなどの感染症に強くなるなど、今まさに、筋肉の健康効果が注目されています。

あなたは、筋肉をつけるためにどんな努力をしていますか？

筋トレをやる、肉をたくさん食べる、アミノ酸、プロテインを飲む、など。

はい。いい方法ですね。

ただ、近年の研究から、むしろ、「腸を整えることが、もっと効率的に筋肉をつけることにつながる」ことがわかってきたのです。

腸と筋肉が相関していた衝撃

最近の研究により、「筋肉」と「腸」は、非常に関係が深い臓器だということがわかりました。

これを、「腸筋相関《ちょうきんそうかん》」と呼びます。

「じゃあ、腸を整えるといっても、具体的にはどうしたらいいの？」という声が聞こえてきます。

腸を整えるためには、「ある腸内細菌」を増やすことが必要です。

筋肉が痩《や》せてしまうのを防ぎ、筋肉を増やしてくれる腸内細菌が見つかりました。

よくお金持ちの人で、スイスの銀行にたくさん金《きん》を預けている人がいますね。

しかし、私たちのお腹の中には、もっと貴重な宝、そう、「金」ならぬ、「菌」がいるのです。しかも、１・５キログラムも！

この貴重、かつ究極の善玉菌を増やすことで、筋肉は増え、がんを予防し、ひいては健康で長生きすることができるのです。

さあ、この貴重な菌を増やす、「筋トレ」ならぬ「菌トレ」で、あなたはもっと健康で長生きできるのです。

腸を整えるのに必要なのは〝筋肉〟だった！

腸内環境を整える重要性が叫ばれています。

世間では「腸活」と言われていますね。

肌荒れから認知症、うつ（鬱）などのメンタルの問題、心臓や肝臓、腎臓《じんぞう》などの全身の病気、大腸がん、乳がんや子宮がんなどのがんに「腸」が深く関わっていることがわかってきたからです。

つまり、腸は、全身の臓器に影響を与えることがわかってきました。

そして最近、さらに興味深いことがわかってきました。

それが前述した、「腸と筋肉の関係」です。

腸を整えるのに重要なのは、実は筋肉だったのです。

最近の研究でわかってきたことは、「筋肉の量が多い人は、腸炎が少ない」ということでした。

腸にじわじわと炎症が起きて、しょっちゅう腹痛や下痢や血便で悩んでいる人がいます。「クローン病」という病気です。原因はまだ特定できていないことから難病指定になっている病気です。その原因は、自分の免疫が自分の腸を攻撃してしまう「自己免疫性」のメカニズムと考えられています。

このクローン病の大きな問題点は、再発しやすいことです。

炎症が治まって、つらい症状がとれると、患者も医師も安心します。

しかし、また再発しやすいのです。

そこで、どのような人が再発しやすく、どのような人が再発しづらいのか、研究が行われました。

すると、なんと、筋肉量の多い人は腸炎も軽く、筋肉の多い人ほど再発が少ないことがわかりました。

つまり、腸と筋肉とは関係が深いことになります。

腸の調子が悪い人は、筋トレをして筋肉をつけることが効くのです。

腸を整えるのには、筋肉をつけるとよい。そして、筋肉をつけるには腸を整えるとよい——ということです。

つまり、相互に関連しあっている関係にあります。この関係をこれまで述べてきたとおり、「腸筋相関」と呼びます。

では、筋肉をつけるための腸活とはどんなものなのでしょう?

それが本書のテーマである筋トレならぬ、「菌トレ」です。

腸を整えるためには、腸内細菌を利用するのが有効です。

腸内細菌を変えることで筋肉を効果的に増やすことができるのです。

日本人の腸内細菌は特殊!?

日本人の腸内細菌は非常に特殊です。

世界各国の人の腸内細菌と比較すると、日本人に似た国はオーストリアやフランスです。オーストリアもフランスも発酵食品をよく食べる国です。

ただ、似ているとは言っても、そのなかでも特殊で、重なりは少ないのです。

ですから、海外の論文でよく言われているような栄養学がそのまま日本人の栄養学には当てはまらないのです。

たとえば、海外で言われているように、肉だけ食べていれば、筋肉がつくのかといえば、日本人の場合、そうではないのです。これは後述します。

まず、筋肉の声を聴いてみよう

「そもそも筋肉って何?」という前に、筋肉の生きた声を聴いてみましょう。

筋肉は常におしゃべりをして語りかけているのです。

まず、自分の両方の耳に小指を入れてみましょう。

しばらく耳をすますと、なんだか「ゴソゴソ……」という低い小さな音がするのがわかりませんか?

はい。この地鳴りのような、遠くで雷が鳴っているような音、これこそが筋肉がしゃべっている「声」なのです。

これを医学的には「筋音」と呼びます。

この現象は、1665年、イタリア・ボローニアの修道士であり、科学者でもあったグリマルディ(Grimaldi)によって報告されました。

彼は自身の遺稿集『光と色と虹の物理学(Physico mathesis de lumine, coloribus et iride)』の中で、この轟《とどろ》き音を身体運動に伴って動物の精気が体内を駆け巡るためと解釈しました。

しかし、後になり、この音の起源は筋肉が収縮する際に発生する振動によることがわかりました。筋肉が活動すると、筋線維が収縮したりゆるんだりします。この筋線維の変形が周りの組織に伝わることで、体表面にも小さな振動を発生させるのです。指で耳栓をすると、この筋から発生した振動が指を伝って聞こえるのです。

現在は、この音は、「筋音図」として、臨床の現場でリハビリやトレーニングにおける筋肉の収縮機能などを評価するために応用されています。

今まさに私たちの体の中で、こうして筋肉が活動しているのです。

筋肉とは――筋肉には３つの種類がある

さて、筋肉の特徴とは何でしょう？

それは「縮む（収縮する）」ということです。

これによって人間は移動したり、動作をすることができます。

筋肉の働きから見ると、筋肉には２つの種類があります。

１つは、「随意筋」というもので、手足の筋肉のように、自分の意思で縮ませることができる筋肉です。

一方、心臓や胃腸の筋肉などは自分で動かそうとしても自由には動かせません。これを「不随意筋」といいます。

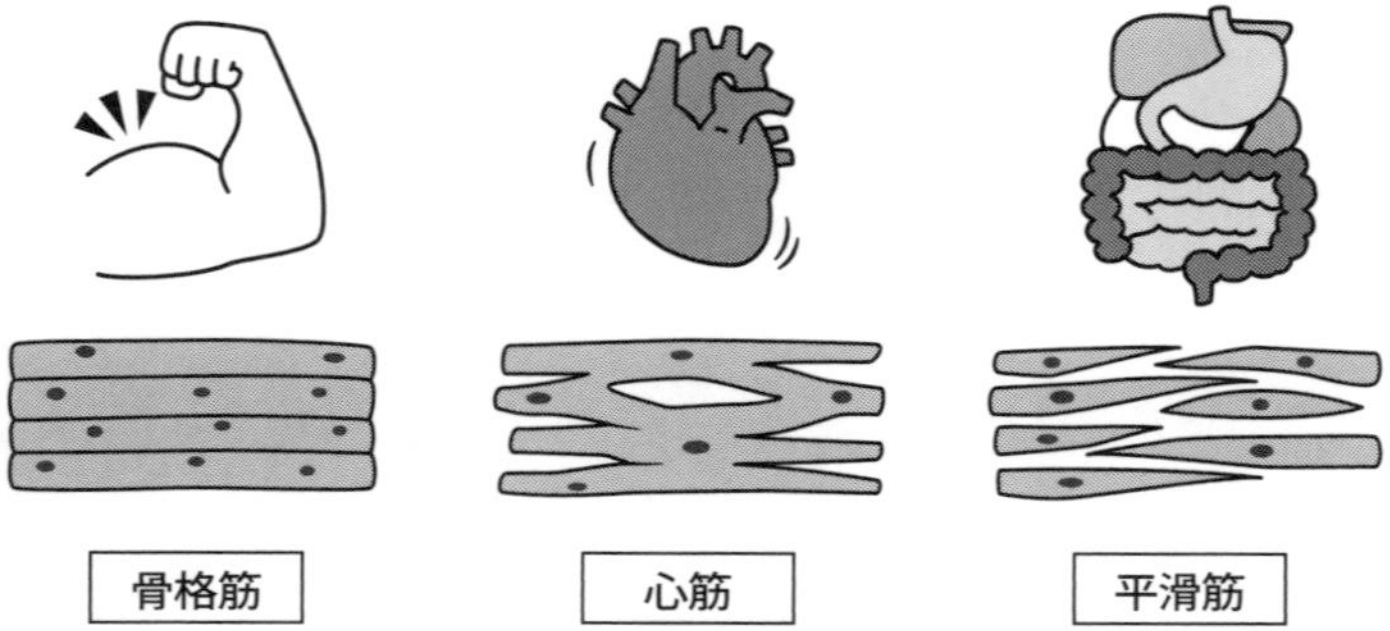

図1　筋肉の3つの種類

この本で述べる筋肉はこのうちの随意筋です。

随意筋とは、これから詳述していく「骨格筋」とほぼ同じものといえます。

すなわち、本書では「骨格筋」について説明していきます。

筋肉の役割は、「骨と骨とをつなぎ、その間を埋めているもの」です。そして骨格を動かし、骨に機能をもたらすものです。

焼き鳥で考えてみましょう。

もも（大腿《だいたい》筋）、すなずり（胃）、せせり（頸《くび》の筋肉）、はつ（心臓）はすべて筋肉です。

つまり、この本で扱う「骨格筋」は、もも（大腿筋）とせせり（頸）になります。

はつは「心筋」、すなずりは「平滑筋（内臓筋）」というもので、骨格筋とは異なります。

以上のように、筋肉は組織の特徴から見ると、「骨格筋」、「平滑筋」、「心筋」の３つに分類されます。

重要な「骨格筋」のことを知る

筋肉は筋線維が大量に束ねられた構造をしている。

筋線維の中に詰まった「太い線維」が「細い線維」をたぐりよせることで、筋肉は収縮する。

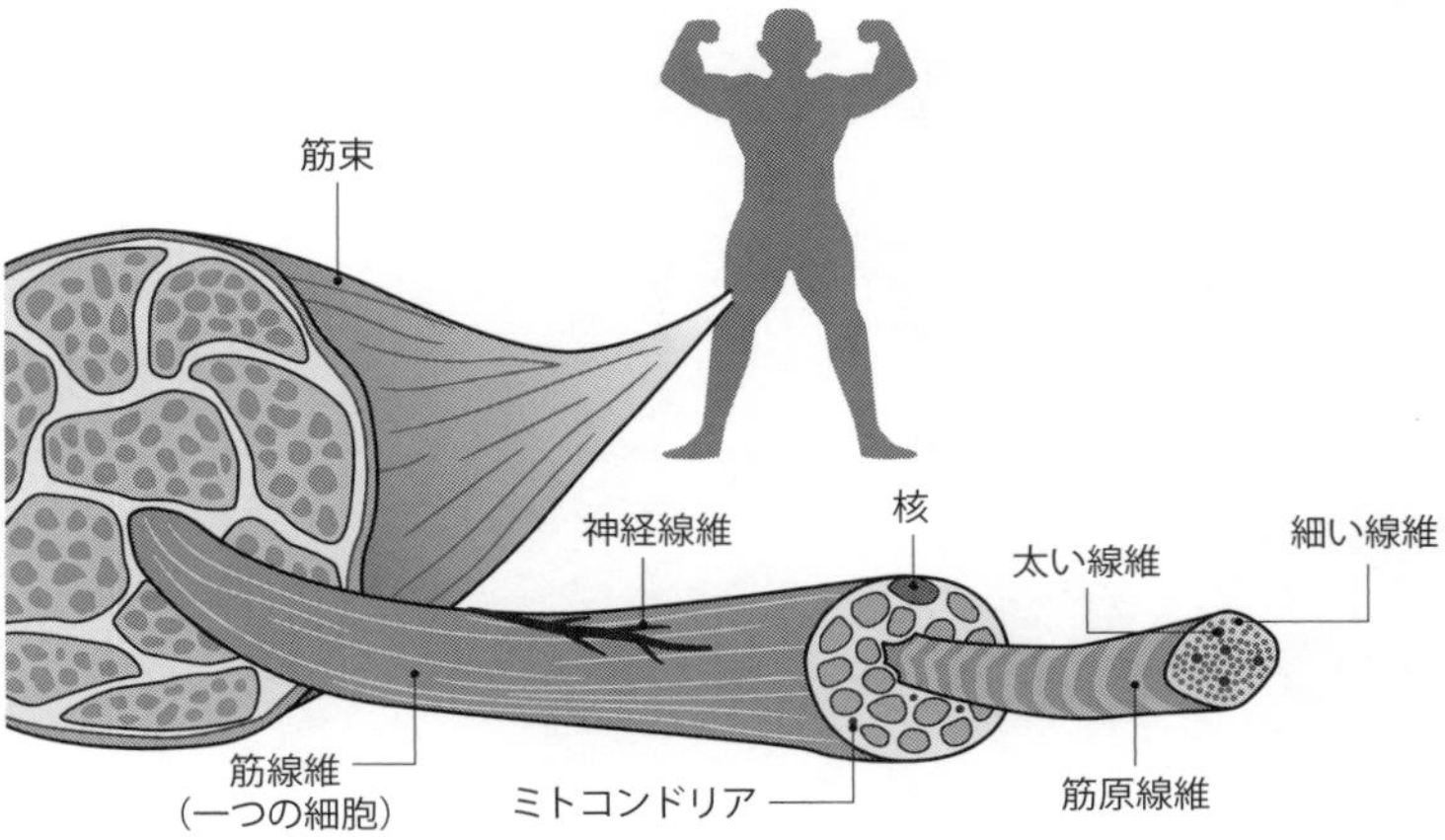

図2　筋肉の構造

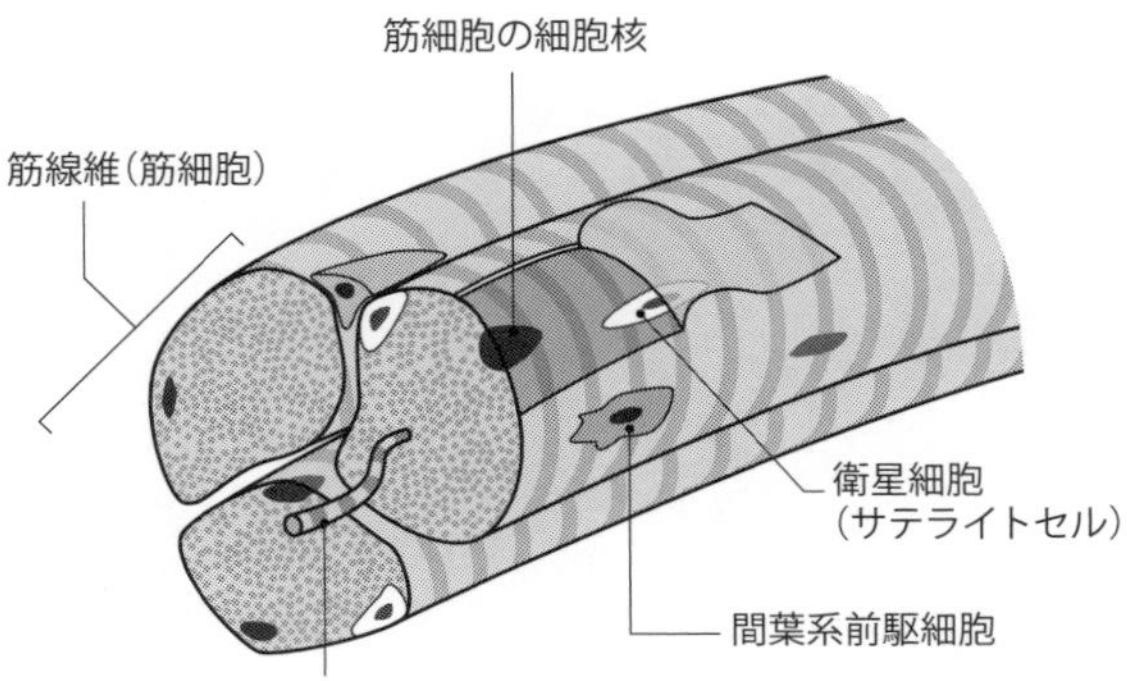

図3　骨格筋の構造

では、骨格筋についてお話ししていきましょう。
筋肉の細胞（筋細胞）は、細長い形をしており、通常の細胞とは違い、核をたくさん持った「多核細胞」です。なんと、1つの細胞に、数十～100個を超える核があるのが特徴です。

そして、筋肉の細胞の中にはたくさんの筋原線維をたくわえています。

また、筋細胞の周りには、衛星細胞（サテライト細胞）がいます。

この衛星細胞こそ、筋肉が壊れたときに、かわりに姿を変えて筋肉細胞になってくれる筋肉の「修復役」です。

この衛星細胞があるから、筋肉は再生能力が高いのです。

歳をとってくると、筋肉が減ってくる一つの原因が衛星細胞が減ってしまうことです。最近はこの衛星細胞を使った筋肉の再生医療も研究されています。

70歳の壁を越えるために重要だった「筋肉量」

実は、この筋肉量の重要性が叫ばれています。

デンマークで12年間にわたり行われた調査があります。

図4に見るように、太ももの太さと死亡率の関係を観察しました。

その結果、「太ももの太さが太い人ほど死亡率が低く、長生きしている」ことがわかったのです。

太ももの太さは、全身の筋肉量と関係します。

筋肉量の多い人ほど、心臓の病気や呼吸器の病気での死亡率が低いこともわかってきています。

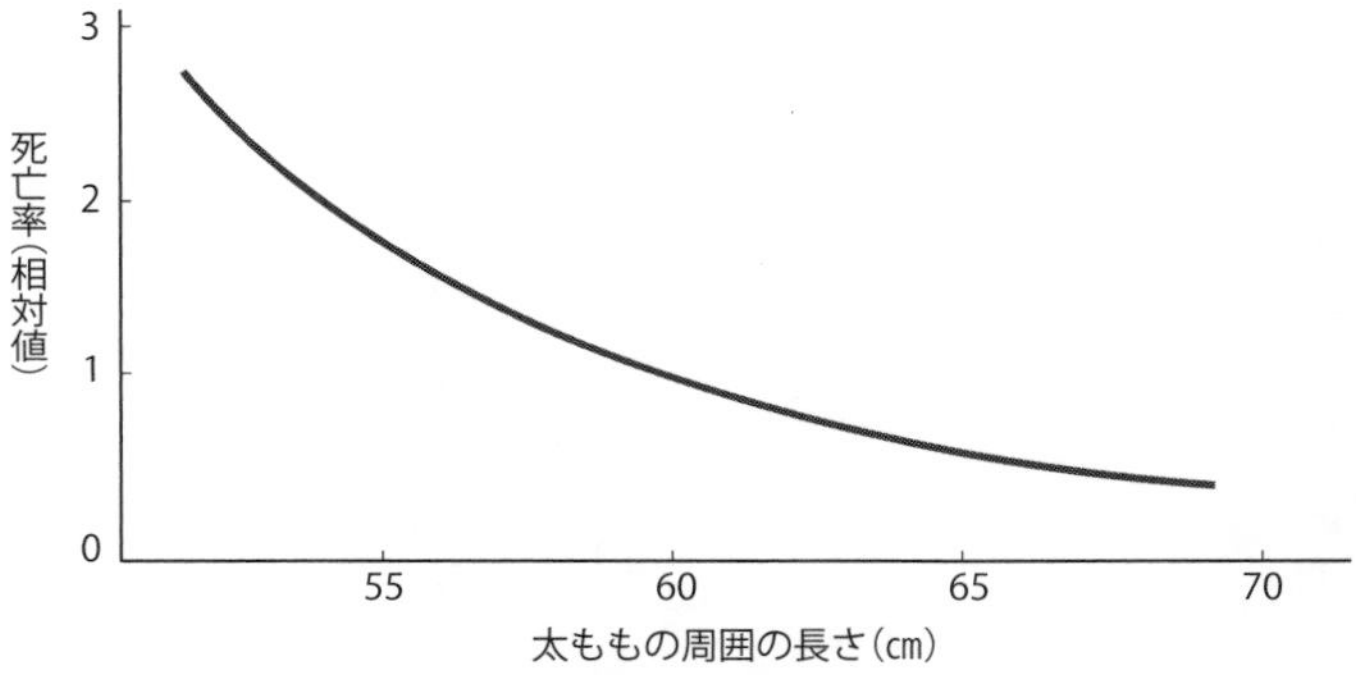

12年間にわたって調査された男性の太ももの太さと、死亡率との関係。太ももが太いほど死亡率が低くなる傾向がある。なお、喫煙や運動習慣、BMI（肥満度）などの影響を補正して除いてある。

Heitmann, Berit L., and Peder Frederiksen. “Thigh circumference and risk of heart disease and premature death: prospective cohort study.” Bmj 339(2009).

図4　太ももが太いと死亡率は減少する

筋肉量が増えると、転んでケガをしたりや寝たきりになることの予防になります。

筋力が高まることで、糖や脂肪の燃焼が増え、メタボが解消します。

つまり、70歳の壁を越えるために必要だったのは、筋肉を増やすことだったのです。

筋肉が持つ大切な6つの働き

筋肉の働きには以下のようなものがあります。

①人間の体に動きをもたらす

②熱を作り出し、体温を保ち、カロリーを消費する。

③血液を循環させるポンプの役割をする（足のほうに行った血液をふたたび心臓に戻すので血流が良くなり、心臓や肺の機能が高まる）

④体に良いホルモン（生理活性分子）を作り、全身を健康にする

⑤筋肉の萎縮《いしゅく》（サルコペニア）を防ぐ
⑥血糖値を調節する

今、特に注目を浴びているのが、④です。

筋肉がさまざまな健康に良い物質を作っているのです。

宇宙飛行士はあっという間に老化が進む

では逆に、筋肉が減るとどういうデメリットがあるのでしょうか？

宇宙飛行士に起こる体の変化は、実は私たちの老化現象と重なることが多いことがわかっています。

人間が宇宙空間で生活すると、腸の動きが悪くなり、カルシウムの吸収が低下します。

これによって、1ヵ月に1％ずつ骨の量が下がり、あっという間に骨粗鬆症《こつそしょう》になってしまいます。

カルシウムは尿の中に出やすくなるため、腎臓結石のリスクが高まります。

皮膚は血流が悪くなり、温度変化に対する体の反応が鈍くなります。

眠りが浅くなり、うつ状態になりやすくなります。

そして、筋肉では、特に足や背骨を支える筋肉が萎縮します。

宇宙飛行士は宇宙に飛んで行くまでは非常に健康管理をされて健康です。

しかし、たった2週間、無重力環境で生活し、地球に帰ってくると、大変なことになっています。

糖の代謝機能を調べると、通常の糖尿病患者よりもずっと血糖が高くなってしまっています。

無重力環境では、地球上で失われる1年分の筋肉が1日で失われてしまいます。

人間は30歳を過ぎると年に1％ほど骨格筋が失われていきますが、それがたった1日で起こるわけです。

筋肉は糖を燃やして消費し、筋肉の中に糖を取り込んで血糖を下げる働きを持っています。ただ、宇宙空間にいると、糖を代謝してくれる筋肉が減少することで糖尿病状態になってしまうのです。

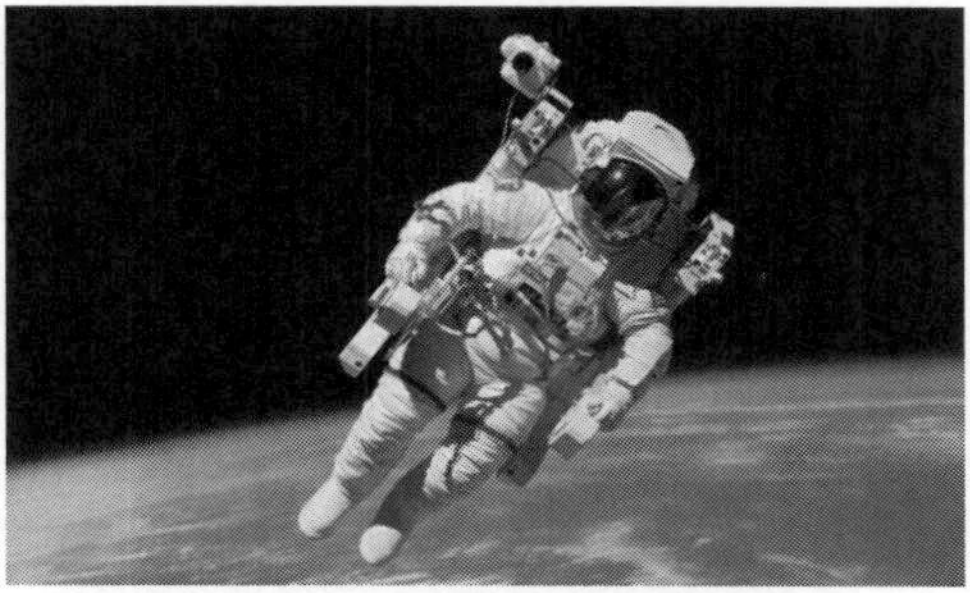

地球を見つつ船外活動をする宇宙飛行士

心臓の筋肉（心筋）は、重力に抵抗して血液を送り出す必要がなくなり、心臓への血液量が減少するために、心筋もだんだんと弱っていきます。

これらの変化は「老化現象」と非常に類似しています。

つまり、筋肉を衰えさせる宇宙飛行は、いわば「浦島太郎の旅」。竜宮城から帰ってきた浦島太郎は、玉手箱を開けて、あっという間におじいさんになってしまいます。

宇宙飛行は、「老化加速現象」と言えるのです。

筋肉が失われるような状況では老化が急速に進むのです。

ほかにも筋肉が減ることで起こるリスクはたくさんあります。

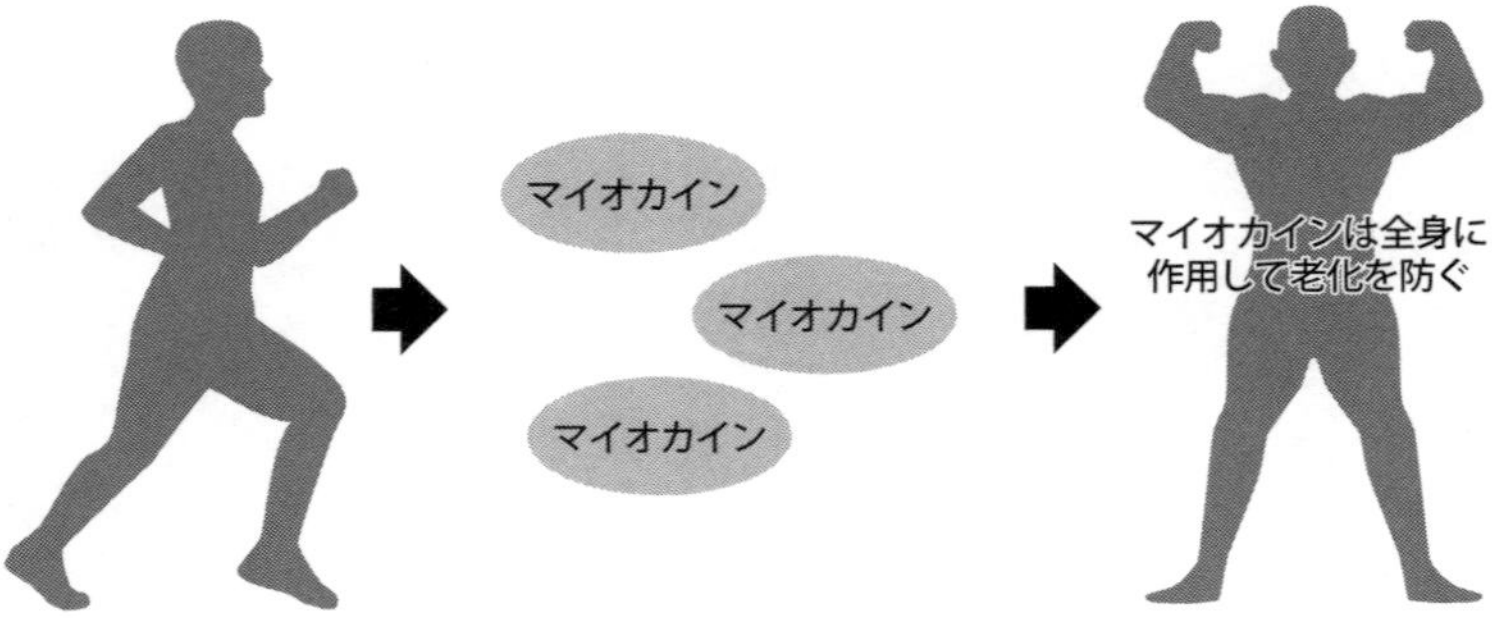

マイオカイン：骨格筋から分泌されるホルモン

運動による筋収縮により骨格筋から分泌されるマイオカインが
全身のさまざまな臓器に作用する

図5　マイオカインの健康効果

筋肉がもたらす驚異の効果！

ではここでひとまず「筋肉は全身に大きな影響を与えている」ことについて説明しておきましょう。

「筋肉が持つ大切な６つの働き」について先に説明しました。

覚えていらっしゃいますか？

そのなかでも、「④体に良いホルモン（生理活性分子）を作り、全身を健康にする」ことが医学界では注目されているのでしたね。

筋肉はただ体を動かしているだけではなく、私たちを健康で長生きさせてくれるミラクルホルモンを作り出しているのです。

このミラクルホルモンを、「マイオカイン」と呼びます。

「マイオ」とは、筋肉のこと。「カイン」とは、ホルモンのことです。

筋肉を鍛えて増やすと、70歳の壁を越えさせてくれる良い効果が全身に及びます。筋肉が作り出すマイオカインが、血液の流れに乗り、全身を駆け巡り、ミラクルな効果をもたらすのです。

運動の効果として、血圧の低下や糖尿病の改善といったことがよく言われますが、それだけではありません。

運動すると、白血病を含む少なくとも13種類のがんの発症リスクが減ることがわかっています。

また、運動は脳を大きくし、免疫を高めます。

つまり、筋肉を増やすことは天然の「薬」なのです。

まさに、「最高の老化予防薬」とも言えます。

そして、筋肉を増やすことが、良質な薬やサプリメントを飲む以上の効果がある秘密は、筋肉が分泌するこのマイオカインにあるのです。

ミラクルを起こす「マイオカイン」を知ろう

筋肉は、体を動かす「単なる運動器」と思っている人も多いようです。

内科医のなかにも、筋肉は整形外科医が診るもので、内科とは関係がないと無関心を決め込んでいる医師もまだまだいます。

しかし、筋肉は、全身の臓器に影響を与えるさまざまな物質を分泌しています。

つまり、筋肉は、人体最大の「内分泌器官」なのです。

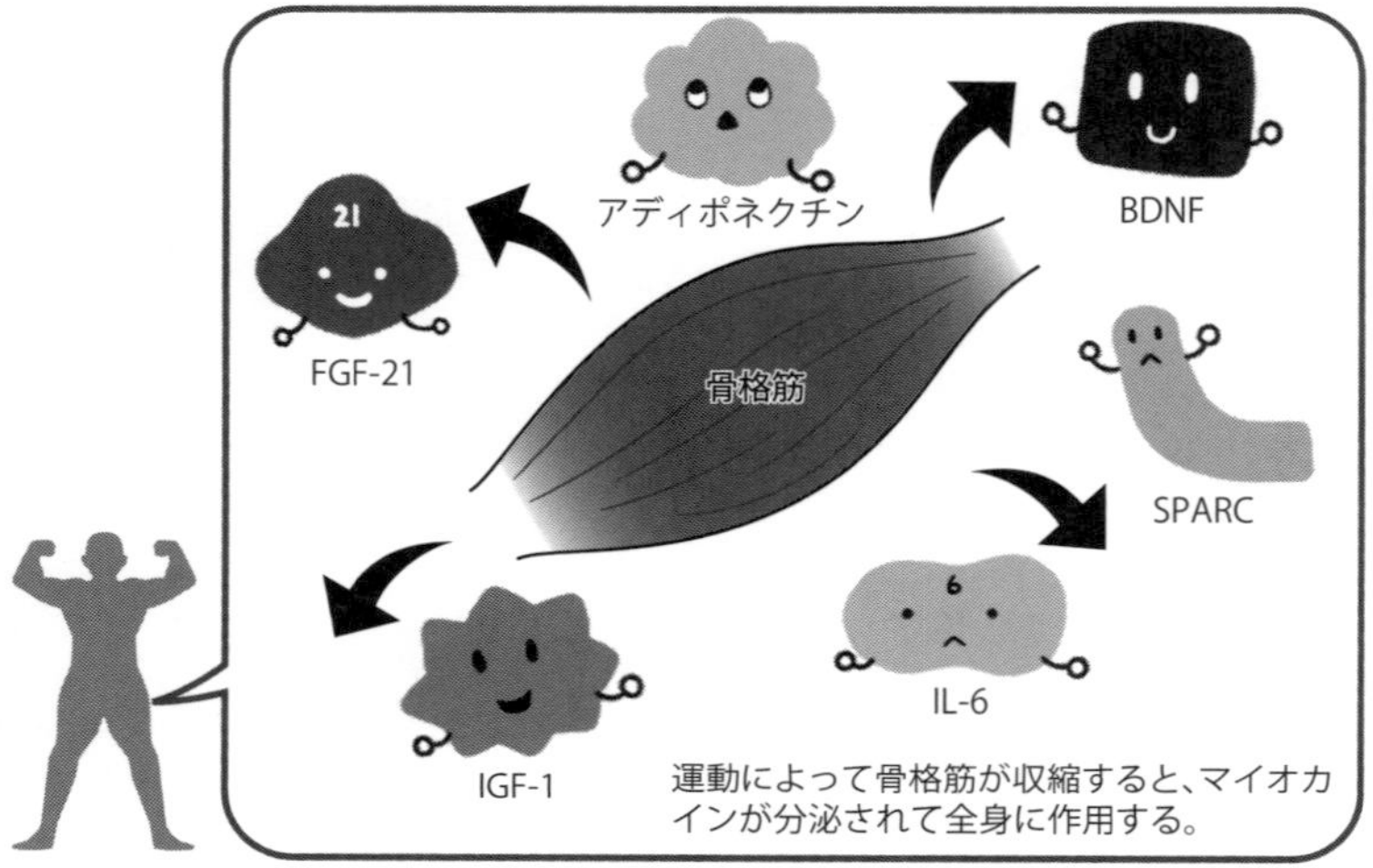

図6　マイオカインの分泌

内分泌器官とは、甲状腺《こうじょうせん》ホルモンを出す甲状腺や、インスリンを出す膵臓《すいぞう》、副腎皮質ホルモンを出す副腎などの器官です。筋肉もこの仲間なのです。

前項で触れたとおり、骨格筋は、運動することによって、さまざまな健康に良い物質（生理活性物質）を分泌しているのです。

２０００年代初め、デンマークのペダーセン(Pedersen）教授らによって、筋肉から出るこれらの物資は、「マイオカイン（myokine)」と名付けられました。

筋肉（マイオ）から出る作動因子（カイン）という意味です。

マイオカインとは、いわば筋肉ホルモンです。

マイオカインは筋肉から出され、血液の流れに乗って、全身に影響を与えます。

具体的には、マイオカインは、血管や脳、肝臓、腎臓、脂肪細胞など、全身の臓器に影響を与えます。

代表的なマイオカインは、以下のとおりです。

現在わかっているだけでも十数種類のマイオカインが筋肉から分泌されていることが判明しています。

《マイオカインの種類》

・ＩＬ－６
・イリシン
・アディポネクチン
・ＢＤＮＦ
・ＳＰＡＲＣ
・ＩＧＦ－１
・ＦＧＦ－21

などです。そして、これらのマイオカインは、全身の臓器に影響を与えるのです。

こんなにあるマイオカインの健康効果

《脳の機能を良くする》

マイオカインは、学習したり、ものを覚えたり、といった認知機能を改善させる効果があります。

そんな働きを持った筋肉から分泌されるマイオカインの代表が、「ＢＤＮＦ（脳由来神経栄養因子

〔brain-derived neurotrophic factor〕）」です。

うつ病やアルツハイマー病の患者ではこのＢＤＮＦが減っており、ＢＤＮＦを投与すると、動物実験ではうつ状態が改善します。

筋肉運動をすると、ＢＤＮＦが筋肉から出て、空間認知能力が高まるなど、認知力が増大していきます。

特に高齢者が運動するとＢＤＮＦが上昇し、記憶をつかさどる海馬《かいば》という脳の容積が増えることがわかっています。

《がんを抑える》

筋肉から出るマイオカインには、３つの「天然の抗がん剤」と言われるものがあります。

①スパーク

ＳＰＡＲＣ《スパーク》（secreted protein acidic and rich in cysteine〕）と頭文字からの略称で呼ばれるマイオカインは、大腸がんを予防する効果があります。スパークの血中濃度が低い大腸がん患者は死亡リスクが高いことがわかっています。

②イリシン（Irishin）

このマイオカインには、強力な抗がん作用があり、膵臓がん、肺がん、乳がん、前立腺がんなどの増殖を抑えます。

③インターロイキン６（ＩＬ-６）

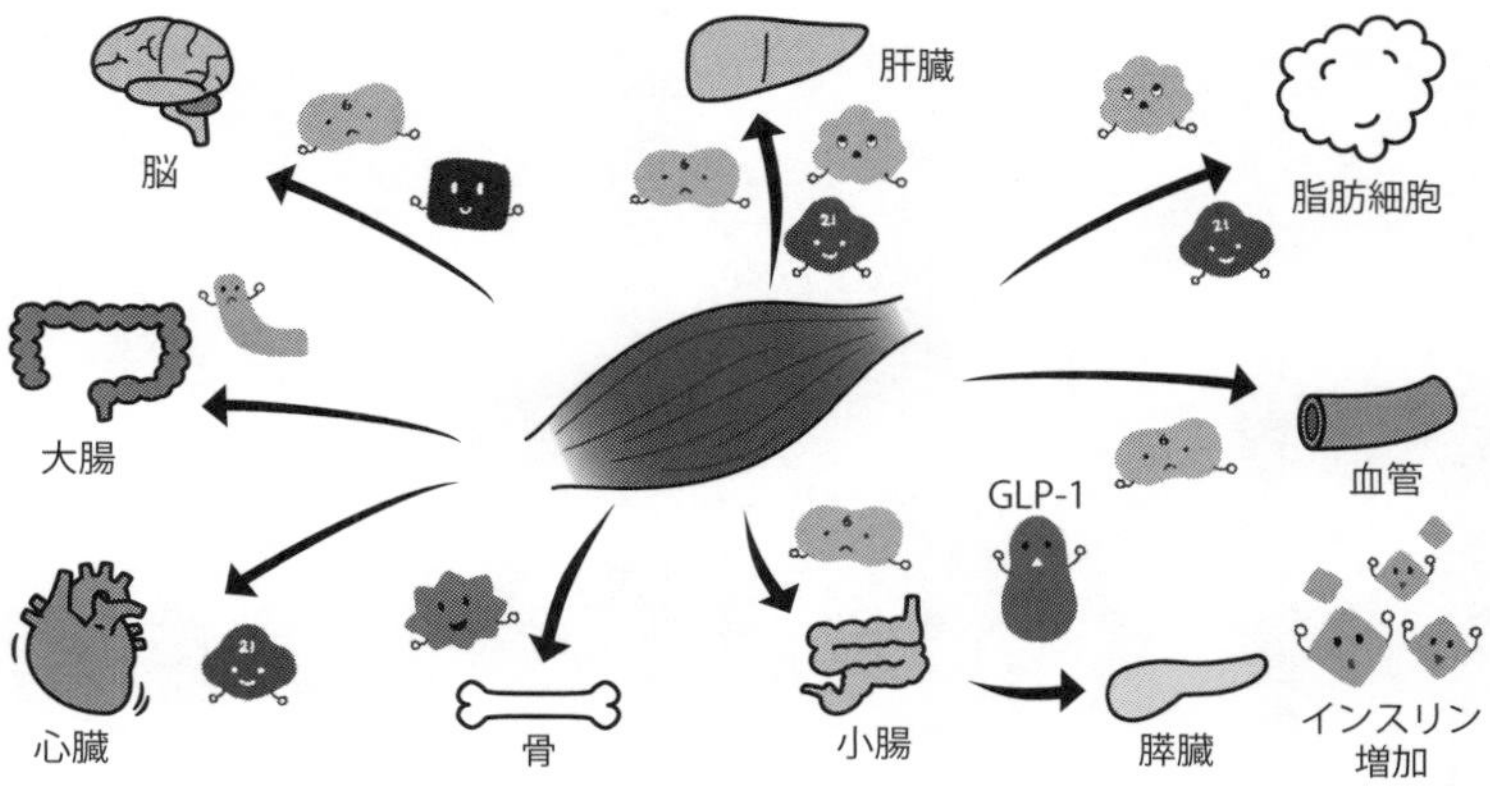

マイオカインは全身のさまざまな臓器に作用する。
図7　マイオカインの作用部位

がんの免疫監視機能において重要な働きをしている細胞に、「ナチュラルキラー細胞」があります。

マイオカインである、ＩＬ-6は、ナチュラルキラー細胞（ＮＫ細胞）を活性化し、がんへの攻撃力を高めます。

また、ＩＬ-6は、肝臓での脂質の代謝を促進します。

《動脈硬化を予防し、心臓の機能を改善させる》

「ＦＧＦ-21」（Fibroblast growth factor 21）というマイオカインがあります。

このマイオカインは、炎症を抑え、心臓の細胞が死ぬのを抑え、心臓の保護作用があります。

ほかにも、「アディポネクチン」というマイオカインがあります。

アディポネクチンは、脂肪細胞から分泌される善玉のホルモンとして有名ですが、実は筋肉からも分泌されているマイオカインの仲間です。このアディポネクチンは、炎症を抑え、インスリン抵抗性を改善し、動脈硬化を予防することがわかっています。

また、イリシンやアペリン（apelin）というマイオカインは、血管から出る一酸化窒素（ＮＯ）の量を増やし、動脈硬化を抑えます。

ＮＯは、血管から分泌される血管拡張物質で、血管を柔らかくすることで、血流を増加させる作用があります。

運動によって、イリシン、アペリン、ＮＯの量が増えて、血管が柔らかくなることも判明しています。

糖尿病を改善させ、脂肪を減らす効果があるＧＬＰ－１

マイオカインで最初に見つかった、代表的なマイオカインが「ＩＬ－６《アイエルシックス》」（interleukin-6）です。

ＩＬ－６は、筋肉が収縮すると、じっとしているときの１００倍も分泌されます。

そして、脂肪の組織や、腸や膵臓、肝臓などへ作用します。

運動によってＩＬ－６が増えると、血糖値が下がります。

なぜなら、ＩＬ－６は、小腸の粘膜に作用して、血糖を下げてくれる消化管ホルモンを分泌させるからです。

ＩＬ－６の作用によって小腸から出る善玉ホルモンは、「ＧＬＰ－１《ジーエルピーワン》」（glucagon-like peptide-1）です。

ＧＬＰ－１は、小腸から分泌され、膵臓からインスリンを分泌させ、血糖を下げてくれる働きをもっています。つまり、筋肉は腸に作用しているのです。

また、前に紹介しました同じマイオカインであるアディポネクチンやＢＤＮＦは、脂肪組織で脂肪の分解を進め、筋肉での糖の取り込みを促進し、肝臓でも糖代謝を改善します。

また、イリシンなどのマイオカインには、脂肪を蓄積する白色脂肪細胞を、脂肪をエネルギーとして燃焼する褐色脂肪細胞のように変化（「ベージュ〔褐色〕化」）させる働きがあるマイオカインも多いのです。

つまり、マイオカインには、体を痩せやすい体質に変える効果があるのです。

骨を強くするＩＧＦ－１

代表的なマイオカインの一つである「ＩＧＦ－１《アイジーエフワン》」（insulin-like growth facor-1）は、骨に働きかけ、骨密度を増やす効果があります。

筋肉からは骨量を減少させるミオスタチンというマイオカインも出てますが、そのミオスタチンの働きを抑え込むフォリスタチンというマイオカインもまた筋肉から出ています。

このように、筋肉と骨とも関連しあっています。これを「筋肉骨相関」と呼びます。

マイオカインを出すための生活方法

では、これらマイオカインを出しやすくなる筋肉トレーニングのコツとはなんでしょう。

マイオカインは、下肢の筋トレでよく分泌されることがわかっています。

つまり、これまで詳しく述べてきた70歳の壁をサクッと越えるための味方、マイオカインを出す運動の最たるものは、「スクワット」です。

運動以外にもマイオカインを出してくれる栄養素があります。

それは、筋肉を活性化してくれる油である、「n－3系の脂肪酸」です。

2型糖尿病患者において、n－3系の脂肪酸が脳の栄養となるようなマイオカインであるBDNF（脳由来神経栄養因子）を増やす結果が出ています。

n－3系の脂肪酸は、「不飽和脂肪酸」と呼ばれ、「エイコサペンタエン酸（EPA）」や「ドコサヘキサエン酸（DHA）」や「α－リノレン酸（ALA）」などがあります。

エイコサペンタエン酸とドコサヘキサエン酸は青魚に多く含まれます。

α－リノレン酸はえごま油、しそ油、チンゲン菜、ほうれん草などに多く含まれています。

スクワットなどの下肢の運動しながら、これらの栄養素を意識して摂ると、良いマイオカインが分泌されます。ぜひ、明日からと言わず、今日から意識して始めてみましょう。

筋肉を増やすために、温泉に行こう

IL－6やBDNFといったマイオカインを増やすのには、温熱刺激が効果的なことがわかっています。

筋肉を温めたほうがマウスの骨格筋ではＩＬ−６が増えますし、低温よりも高温で運動したほうがＢＤＮＦは増えます。

ヒトでの研究では、35℃の温浴をしてもＢＤＮＦは増えませんが、42℃の温浴ではＢＤＮＦが増えました。

つまり、温泉に行くと体調が良くなるのは、温泉で体温が上がることでＢＤＮＦなどのマイオカインが筋肉から出るからなのです。

温泉に行き、部屋で筋トレをして、温泉に入って体を温めるというコンビネーションでマイオカインを十分に出せるというわけです。

マイオカインの種類によって、増える筋肉の種類が変わる

マイオカインには、筋肉の収縮によって分泌されるもの（調節性分泌：ＩＬ−６、ＩＬ−15）と、筋肉の運動とは関係なくふだんからダラダラと常に一定量分泌されているもの（構成性分泌：ＳＰＡＲＣ、ＣＸＣＬ５など）があります。

また、マイオカインは運動の種類によって、筋肉から出るマイオカインの種類が変わることもわかっています。

①有酸素運動で増えるマイオカイン
②筋トレなどのレジスタンス運動で増えるマイオカイン

があります。

①有酸素運動で増えるマイオカイン

おもにⅠ型骨格筋線維（遅筋・赤筋）を増やします。

特にイリシンは、骨格筋から分泌されて、余分で肥満につながる「白色脂肪」を、体温を産生させ体重減少につながる「褐色脂肪」に変化させます。こうすることでエネルギー消費を増やし、抗肥満効果や抗糖尿病効果をもたらします。

また、イリシンは、骨の形成を高め、骨密度を増やし、骨粗鬆症を予防します。

ほか、ＢＡＩＢＡ（β-aminoisobutyric acid）は、イリシンと同じく白色脂肪を褐色化し、脂肪を燃やします。

②筋トレなどのレジスタンス運動で増えるマイオカイン

おもにⅡ型骨格筋線維（速筋・白筋）を増やします。

特にＦＧＦ-21というマイオカインが、糖や脂肪の代謝を改善し、メタボを改善します。

ほかに「ＦＳＴＬ-1」（Follistatin like-1）が、心臓を保護する作用を持つほか、腎臓を保護する作用が報告されています。

筋肉を増やせば、歳をとっても若々しくいきいきとセクシーでいられる

男性不妊で悩む人が増えています。

特に現代の不妊外来の特徴は、60歳以上の高齢の男性で赤ちゃんが欲しいといって訪れる人が増えているということです。日本人の寿命が長くなり、再婚する人も増えているという事情もあります。

実際問題として、歳をとっても子どもができるのでしょうか?

不妊の原因の一つは「精子の老化」です。

しかし歴史に残る人物をみると、たとえば画家のパブロ・ピカソは若い女性たちと結婚や同棲を繰り返し、生涯4人の子どもをもうけましたが、末の子は68歳のときでした。天下統一を成し遂げた徳川家康にしても同様に60代で子づくりをし、末の子は64歳のときです。

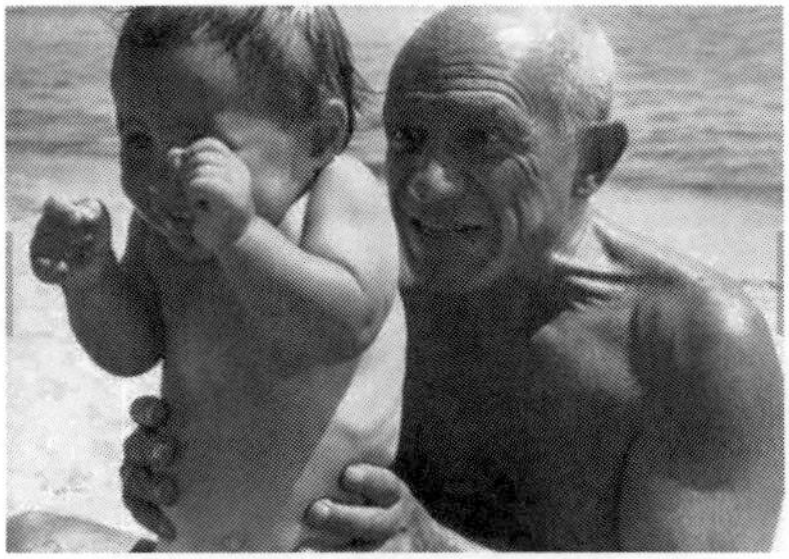

老齢で誕生した子を抱くピカソ

つまり精子が老化していない、元気な高齢者もいるのです。彼らはおそらく「テストステロン」の値が高かったと考えられます。

テストステロンはおもに男性の精巣から分泌される男性ホルモンです。健康的で生殖力が強く、たくましい男性ほどテストステロンが多いことから、「女性からモテるホルモン」などとも言われています。

どうやら女性は、このホルモンが多い男性をさまざまな点から本能的に嗅《か》ぎ分けているようなのです。

テストステロン値の高さや低さは職業によっても差があります。教師や牧師、公務員、医師といった人たちはテストステロン値が低い傾向があります。職業柄、彼らはいつも世間から見られ、きちんとしていなくてはならない立場にいます。常に緊張やストレスにさらされているのですね。テストステロンはストレスに弱いので、低下してしまうのです。テストステロンの低下は「意欲の低下」にもつながります。

70歳の壁を越えるためには、どうしてもこの意欲の低下を防がなくてはいけません。意欲の低下は、外出を控えて閉じこもりがちになったり、認知症をもたらし、うつの原因にもなります。

また、テストステロン値が低いと、①ＥＤ（勃起《ぼっき》不全《ふぜん》）になる、②心臓病やがんを患いやすくなるので寿命が短い、③高齢になると心疾患などでの死亡率が高くなる、④メタボになる可能性が約３倍になる——といわれています。

逆にテストステロン値が高いのは画家や歌手などのアーティスト、政治家です。

創造性を自由に駆使できるアーティストたちは押さえつけられることも少なく、ストレスも少ないといわれています。また、テストステロン値は戦うと高くなります。

政治家たちは常に戦っているのですから、おのずとテストステロン値が高くなります。昭和47年（１９７２年）に総理大臣となった「コンピュータ付きブルドーザ」、田中角栄氏など、今、映像を見ても生き生きとしています。

こういった人たちはおそらく精子の数も多いでしょう。

さらに、精子の数が多かったり運動率が高いなど、「精子の質」がよい人は長生きすることがわかっています。

日本の自殺者の30％は男性……。救いの神はテストステロン

「うつ」というと女性に多いというイメージがあります。しかし、実はうつで自殺をする人は女性よりも男性に多いのです。

自殺者の70％は男性です。

今は男性が報われない時代なのでしょうか。男性が極端に崇《あが》められた昔に比べると、現代は男性性よりも女性性が重んじられています。そんななか、悩める男性が急増し、ストレスからうつに陥ったり、自殺をする人が多くなっているのです。

解決策の一つは、男性ホルモンのテストステロンを増やすことです。

昔から男性は勝負することでテストステロンが増え、元気になりました。しかし、今は勝負を避ける世の中です。小学校の運動会では個人競争が少なくなり、みんなで仲よく手をつないでゴールしたり……。成績の順位にしても昔は廊下などに張り出したものですが、現在は個人情報の問題もあってか公表されません。極力、子どもたちが競争をしなくてもいいような世の中になっているのです。

ところが、社会に出ればあいかわらずの競争社会。小さいころから競争を経験しないで育つのですから、精神的に追い詰められやすい男性が増えるのも理解できます。

本来、生きていればどんな環境にあっても競争はあるものです。それを目に見えない形にしているのです。

つまり、現代は競争したいという本能までも抑圧されているのです。

競争といえば、実は、お祭りでテストステロンが増えることがわかっています。お祭りのなかには、おみこしをぶつけ合ったり、競い合うものがありますね。

まさにあれです。

２００８年の米大統領選で、勝利したバラク・オバマの支援者のテストステロンが上昇したことが報告されています。昭和35〜45年代に日本であった学生運動、あのような闘争でもテストステロンは上昇します。

テストステロン値が高い人が戦うのではなく、戦うからテストステロン値が高くなるのです。戦うことでテストステロンは出やすくなり、よりストレスに強くなれます。

戦うことで、たとえ見た目は「草食系男子」に見えたとしても、内面は意欲を持ち、自分らしく前向きに進める自分になれます。むかし「ちょい悪オヤジ」という言葉が流行《はや》りました。いきいきと魅力を失わずに思うがまま、自由に生きている中年以降の男を指した言葉だと思います。今でいうイケてるオヤジ、「イケオジ」を目指せるかもしれません。

ある統計によると、血液中のテストステロン値が高い人は社会的地位が高く、収入が多いのです。

また、海外の医学論文でも、テストステロン値が高い個人投資家（デイトレーダー）ほどお金を稼ぐといいます。さらに、日本の力士でもテストステロン値が高いほど、番付が高いといったデータもあるほどです。

そう言うとちょっとイヤミに思えますが、実はそうでもありません。

なぜなら、テストステロン値が高い人は、同時に寄付をしたり、社会性や公共性を重んずる傾向があると言われているからです。

ではここで、少し脱線しますが、女性がテストステロン値の高い男性を見分ける方法をお教えしましょう。

決め手は、「指の長さ」です。

胎児期にテストステロンを多く浴びた人は、男性も女性も人差し指よりも薬指が長いのです。パートナー選びに迷ったら指に目をやってはいかがでしょう。実際にアメリカの研究で、女性は薬指が長い男性を好み、選んでいるというデータもあるほどです。あくまでたくさんある判断材料の一つの目安にすぎませんけどね。

なぜなら、テストステロン値が高い人は攻撃性も高く、交通事故を起こしやすい、犯罪に巻き込まれやすい面もあるという報告もあるので、その人自身をよく見きわめる必要があるのは言うまでもありません。

テストステロン値が低いと、前立腺がんの悪性度が高い

70歳の壁がテーマですが、がんで男性が必ず超える必要があるものがあります。

それが、前立腺がんです。

近年、前立腺がんがいちじるしく増加傾向にあるのです。

テストステロン値が高いと前立腺がんになりやすいと、テストステロンが悪者のようにいわれていた時期がありました。

しかし今では、テストステロン値が低い人ほど前立腺がんの病理学的な悪性度（グリソン・スコア）が高いことがわかってきたのです。

また、テストステロン値が低い人ほど、がんにかかったときに生命予後が短くなることが報告されています。がんを遠ざけ健康長寿を目指すためにも、男性はテストステロンを増やすことが大切なのです。

テストステロンは男性の寿命にも関わります。

そのためには、まず「男を取り戻す食品」を摂るようにしましょう。

それは、玉ねぎ（これは男女両方のテストステロンに有効です）をはじめとし、にんにく、にら、行者にんにく、ねぎ、らっきょう、のびる（ユリ科・ネギ属）、エシャロット、などで、いわば「精のつく食品」といわれてきた食品です。

また、カレーを食べましょう。カレーに含まれているクルクミンという成分は、前立腺がんの予防になるといわれています。前立腺がんの培養細胞にクルクミンをかけると、前立腺がん細胞が抑制されることが観察されているのです。

納豆に入っているイソフラボンも、前立腺がんを抑える効果があります。

そして、牡蠣《かき》やチーズなどに多く含まれる亜鉛です。毛髪中の亜鉛が多い人ほどテストステロン値が高いというデータもあります。

また、トマトもおすすめです。トマトはリコピンを含んでいます。実はこのリコピンは男性には心強い味方。泌尿器科学会でも報告されているのですが、トマトを１日２個以上食べると、前立腺肥大や前立腺がんにもなりにくく、精子の質も高くなるのです。

イタリアでは料理にトマトがたくさん使われるためか、イタリア人の男性は前立腺肥大やがんが少ないといわれています。トマトは、米国国立がん研究所が推奨している、がん予防食（デザイナーフーズ・ピラミッド）としてもリストアップされています。トマトソースなら１日カップ２分の１杯でＯＫ。しかも、トマトのリコピンは熱に強いので、加熱して油と一緒に摂ると吸収率もアップ。ピザなんて最高ですね。

男性ホルモンで女性も魅力アップ！

テストステロンの多くは睾丸《こうがん》で作られるため、男性だけのホルモンと思われがちです。しかし、実は女性ホルモンであるエストロゲンからも作られます。女性では副腎や卵巣でテストステロンが作られています。つまり、女性の体の中にもテストステロンが存在するわけです。

「男勝り」といわれる女性、社会的に活躍している女性は、テストステロン値が高いことがわかっています。女性も男性ホルモンを味方にすれば、ストレスに強くなるばかりか、より魅力的になれるはずです。

女性もテストステロンを大いに増やしましょう。その方法の一つは、玉ねぎを食べることです。最近の研究で、玉ねぎに含まれる「含硫《がんりゅう》アミノ酸」には男女のテストステロンを増やす効果があることがわかってきました。マウスに4ヵ月間、玉ねぎ濃縮エキスを自由に飲ませると、テストステロンが2倍に増えたと報告されています。

ただし、玉ねぎは調理にひと工夫が必要です。なぜなら玉ねぎの中には自ら含硫アミノ酸を壊してしまう酵素が含まれているからです。それを防ぐには、タマネギの皮をむいてからまず、丸ごと電子レンジにかけること。すると、含硫アミノ酸を壊す酵素が電子レンジの熱で壊れるので含硫アミノ酸が長持ちします。

チンするだけで、テストステロンを増やす玉ねぎができあがるのです。その後カットして、サラダやいろいろな料理に使用すると、男性力も女性力もアップします。

さらに、玉ねぎは交感神経を高めるノルエピネフリンという成分も出すので、体温が上がり脂肪細胞も燃焼します。ダイエットにも効果的というわけです。

また、テストステロンを増やすには、意識して赤いものを見るようにしましょう。真っ赤なスポーツカーを見るとテストステロン値が上がるというデータもあります。ナポレオンのマントは真っ赤ですし、還暦のお祝いに着るチャンチャンコも赤です。昔の絵画を見ると娼婦のベッドには真っ赤なシーツが敷いてあります。赤という色が闘争心をかきたてたり、興奮させたり、気分を高めたりするということは昔から経験的にわかっていたのですね。

70歳の壁を越えるには「意欲を高める工夫」が最大の課題！

いままで述べてきたとおり、テストステロンは男性にも女性にも重要なホルモンです。

なぜなら、歳をとってくると、「意欲の低下」がいちばんの問題になってくるからです。

人間は、高齢になってくると、仕事、子育て、人生で達成したかった課題などのミッションが次々に終わってきます。

それは素晴らしいことなのですが、それで人生のすごろくを上がったような気持ちになってしまい、虚無感にさいなまれる人が多いのです。「人生の山は通り過ぎた」と感じ、やる気が出ない、力尽きた、どん底にいると感じます。

診察室で、「もう自分はすべてやり遂げてしまい、もうやることがないんです」と沈んだ気持ちを打ち明ける人もいます。

「なんだよ、そんなのぜいたくな悩みだな」と思う人もいると思いますが、本人にとってはそれはそれはつらく、苦しい体験なのです。高齢になるまで真面目に働き、自分の趣味も持てず、すべて家族や会社のために何もできなかった人です。がまんしすぎてしまったのです。がまんしすぎたために、本当に自分が何を望んでいたのかすらわからなくなってしまったのです。

周囲にそのような人がいたら、まずは共感の気持ちでよく話を聞いてあげましょう。

そして、今まさにあなたがそのようなつらい状態にあるなら、まずは明るく充実した生活を送っている自分の姿をありありとイメージすることが大切です。

毎日、朝、目覚めたときと寝る前に、自分の自己抑制を止めて、自分が本当に望んでいたことをやっている幸せな自分を想像することを始めましょう。

このような状態にある人は、これまでの人生において自分で自分の人生を縛ってきていたことが多いので、自分のイメージの中で自分を解放してあげることが大切なのです。そうすれば、たとえ70歳になっても、まだまだやりたいこと、やれることがたくさんあることがわかるでしょう。

そのうえで、ぜひ、テストステロンを増やす工夫をしてみてください。

テストステロンは筋肉から出、筋肉で合成が高まる

これまで、マイオカインのところで、筋肉からはさまざまな健康に良い物質、いわば「筋肉ホルモン」が出ていることを前述しました。

ただ、それだけではありません。

先述したとおり、男性にも女性にもとても重要なテストステロンがなんと筋肉からも分泌されていることがわかったのです。

テストステロンは男性では精巣で作られます。

女性では副腎から分泌される「ＤＨＥＡ」というホルモンからテストステロンが作られます。

つまり、前述したとおり、男性ホルモンなどと呼ばれるテストステロンは女性にも存在するのです。テストステロンは「男性専用ホルモン」ではないのです。

古くから、テストステロンやエストロゲンなどの性ホルモンはおもに精巣や卵巣、副腎などの内分泌臓器から分泌されると考えられてきました。

しかし、最近の研究から、テストステロンは、脳や骨、さらに筋肉からも分泌されることがわかってきたのです。

そして、ヒトでも筋トレをすることによって、男女問わず、筋肉中のテストステロンが大きく増えることがわかりました。

筋肉量を保ち、筋トレをすることで、筋肉から魅力的になれるホルモン、意欲の源であるテストステロンをしっかり出しましょう。

ここまで、テストステロンの話を中心にしてきましたが、女性ホルモンである「エストロゲン」もまた筋肉からマイオカインとして分泌されています。

70歳の壁を越えるために不可欠な筋肉は、男性ホルモンも女性ホルモンも作ることができるのです。

第2章　筋肉が認知症も予防する

筋肉を増やせば、認知症を予防できる

筋肉を増やすことの効果を前章では種々に述べてきましたが、筋肉を増やす効用はこれだけではありません。

筋肉を増やすと、認知症になりにくくなるのです。

「認知症のリスクは歩幅でわかる」ということをご存じでしょうか？

東京都健康長寿研究班の70歳以上の１１４９人を対象に行った10年間の追跡調査があります（表1）。

広い歩幅で歩ける人が10年間に認知症になったリスクを1とすると、普通の歩幅で歩く人が認知症になったリスクは１・２２倍、狭い歩幅で歩く人の認知症リスクは、３・３９倍でした。

表１　認知症のリスクは「歩幅」でわかる

歩幅の分類

	狭い人	普通の人	広い人
男	61.9cm 以下	62.0cm 〜 70.5cm	70.6cm 以上
女	58.2cm 以下	58.3cm 〜 65.0cm	65.1cm 以上

歩幅と認知症リスクの相関

	男女	男	女
広い	1	1	1
普通	1.22	0.67	2.44
狭い	3.39	2.34	5.76

・東京都健康長寿研の研究班：70 歳以上の 1149 人を対象に調査

女性に限れば、歩幅が狭い人の認知症リスクは、広い歩幅で歩く人のなんと５・７６倍にもなりました。

女性が要介護になる主要な原因の一つは認知症です。

つまり、歩幅を広くとることができ、かかとで地面を蹴って、バンバン歩ける人は筋肉の量が多い。要するに、筋肉が多い人は、認知症にもなりづらいのです。

これはなぜでしょうか？　運動すると、うつ（鬱）や脳の機能の改善がみられます。

そのメカニズムには、「マイオカイン」が関与しています。

筋肉からは、マイオカインの1つ、ＢＤＮＦ（脳由来神経栄養因子〔brain-derived neurotrophic factor〕）が出ています。

認知症の患者さんでは、このＢＤＮＦの血中濃度が低くなっています。

実験で動物にＢＤＮＦを与えると、認知機能が改善します。

運動して筋肉を鍛えると、このＢＤＮＦが空間認知能力を高め、認知症にもなりづらくなるのです。

なぜ、筋肉にがん（癌）は転移しないのか？

がんは、あらゆる場所に転移します。

たとえば、胃がんは、脳、肺、肝臓、リンパ節などに転移します。

しかし、不思議なことに、筋肉にがんが転移してくることは非常にまれなのです。

それは、なぜでしょうか。

筋肉からは「がんを抑えるマイオカイン」が出ているからなのです。

筋肉の細胞に存在する抗酸化作用のある物質や酵素が、がん細胞の増殖を抑えることがわかってきました。

マウスにがん細胞を注射し、運動させたグループと、運動させなかったグループで、病巣でのがん細胞の増殖率の違いを調べた研究があります。

運動させたマウスでは、がん細胞の増殖が抑えられ、マイオカインの代表であるＩＬ−６の働きによってがん細胞と戦うナチュラルキラー細胞が増えることがわかりました。

筋肉はがんを抑える効果があるのです。

ただ、何もしなければ、がんになると、がんの進行とともに筋肉はどんどん減ってしまいます。がんになって食欲が落ちるから筋肉が落ちるわけではなく、がん細胞から筋肉を減少させる物質が出ているからなのです。私たちは、がんに対抗するために、積極的に筋肉を増やしていく必要があります。

次のような興味深い実験があります（図8）。

あるマウスにがん細胞を植え付けます。

すると、マウスは体重が落ちていき、骨格筋が萎縮《いしゅく》していき、がん細胞はどんどん大きくなり、最後には死んでしまいます。

これは人ががんにかかると体重が落ちていく「カヘキシア」（悪液質）と同じ現象です。がんになると、がん細胞から出る物質によって筋肉が減っていってしまうのです。

しかし、がんを植え込んだマウスに、筋肉の増強剤（筋萎縮阻害薬）を注射して、筋肉が減らないようにしてみます。

すると、がんの腫瘍《しゅよう》自体は、死んでしまうマウスとまったく同じように大きくなっていくものの、

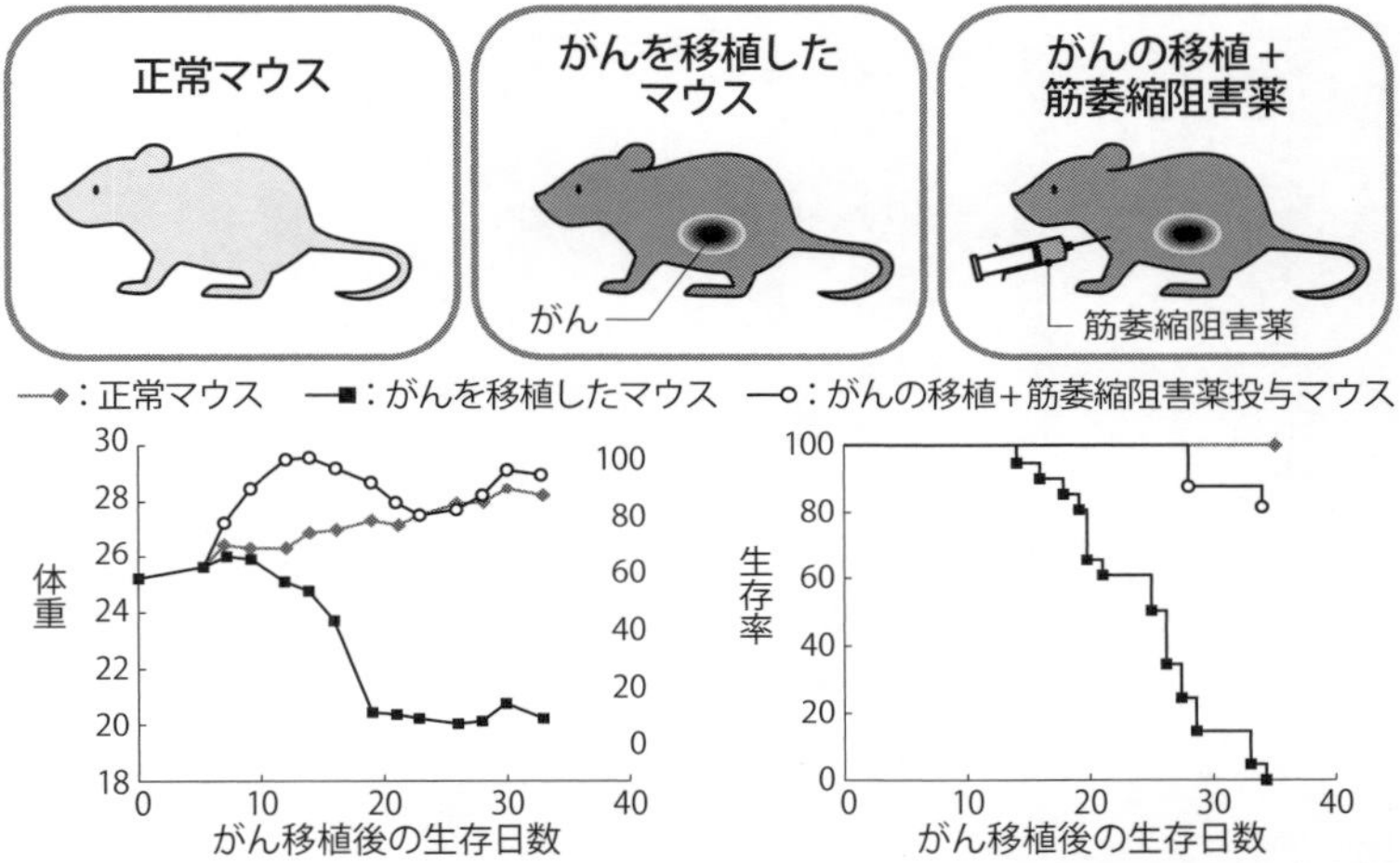

Cell 142. 531-543, 2010

図8　筋肉を減らさなければ、がんになっても生存率が伸びる

マウスは死ななくなります。

上の図8は、それぞれのマウスの生存日数です。正常のマウス（グレー・ダイヤの線）、がんを移植したマウス（黒四角の線）、がんを移植したが筋肉増強剤を打ったマウス（白丸の線）それぞれの生存率を示しています。

正常のマウスでは40日経っても1匹も死んでいません。これがふつうです。

しかし、がんを移植したマウスでは、30日を過ぎると全滅してしまいます。

ところが、がんを移植したものの筋肉増強剤を打って筋肉を減らさないようにしたマウスでは、ほとんど死ななくなり、がんの生存率が飛躍的に伸びるのです。

この実験からわかることは、筋肉とは、単に体を動かす運動器ではなく、病気に対する抵抗力を高める作用があることです。

「サルコペニア」と「フレイル」に見る日本人の寿命

日本人の死亡率の第3位は老衰ですが、日本人の寿命を決めるのは筋肉です。

老衰の原因の多くは「サルコペニア」で、これはサルコ（筋肉）とペニア（減少症）を合わせた、筋肉が減っている状態（筋肉減少症）を指します。

また、「フレイル（虚弱）」という言葉があります。定義や分類には学会でさまざまな議論がありますが、かんたんに言うと「寝たきり寸前」という意味です。

日本人の死亡率の第3位が老衰ということは、サルコペニアによってフレイルに陥り、そのまま死んでしまう日本人が多いということです。

筋肉の衰えは、早死ににつながっていきます。

70歳の壁を越えるためには、筋肉の衰えを放置してはいけないということです。

筋肉が減ると入院、死亡率が高まる

筋肉が減る（サルコペニア）と、長期に入院するリスクが高まり、感染症にもかかりやすくなり、死亡率も高まるというデータがあります。

日本のような高齢化社会では、いかに筋肉の量を失わないようにするかが長寿につながる重要なポイントなのです。

つまり、「長寿には筋肉量が必要」ということです。

にもかかわらず、コロナの自粛や自宅待機にて筋肉は危機にさらされています。

実際、新型コロナウイルスに感染したクローン病患者さんでは、サルコペニアを持っている人たちで死亡率が高かったというデータが発表されています。

「老化は病気」である〝現実〟

最近の医学会にはある変化があります。

それは、「老化は病であり、治療や予防ができる」と考えられるようになってきたことです。

ＷＨＯ（世界保健機関）は２０１９年、病気を分類する世界統一基準である、改訂版国際疾病分類「ＩＣＤ－11」のなかに、「老化（エイジング）関連」という項目を加えました。

ＩＣＤは日本をはじめ多くの国が死因や患者の統計、医療保険の支払いなどに使う病気やけがの分類です。

その変更点の一つが、「エクステンション（拡張）コード」の導入です。

疾病をさらに詳しく分類するための項目で、そこに「老化（エイジング）関連」が加わりました。

たとえば2型糖尿病に老化（エイジング）関連というコードを加えることで、老化に伴って起きた糖尿病、という分類になります。

老化がＷＨＯの疾病分類体系に組み込まれたのは、「老化は病である」という考え方が世界で広まっているという現実を反映しています。

筋肉は老化の速度をも決めている

では、老化が病気ならば、どうやってそれを予防したらいいでしょうか？

最近の老化研究でわかってきたことは、1年に2・44年も歳をとってしまう人と、1年に0・4年しか歳をとらない人がいることです。

人間の年齢を考えるとき、2つの考え方があります。

1つは、「暦年齢」です。

生まれてから何年生きているか、ただ時間の流れだけを数えただけのものです。

もう1つが、「生物学的年齢」です。

これは、人の細胞や臓器の生物学的な「機能」に着目した年齢です。

同じ年数生きていても、生物学的には全員が同じように老化するわけではなく、早く老化してしまう人もいれば、いつまでも若々しい細胞を持っている人もいます。

ですから、暦年齢だけ数えればいいわけではありません。

その人の生物としての機能、つまり「本当の若さ」を定義するには、生物学的年齢という考え方が必要なわけです。

1972年から1973年に生まれた1037人のニュージーランド人を45歳までずっと観察した

研究が２０２１年に発表されました。

この論文によると、ヒトの老化のスピードはみなが同じわけではなく、前述のように1年に２・４年歳をとった人、同０・４年歳をとった人などさまざまな状況があることがわかりました。

これを「生物学的老化速度（ＰｏＡ《ピーオーエー》：Pace of Aging）」と呼びます。

そして、このＰｏＡを決める要素には以下の９個があることがわかったのです。

「老化速度を速める９つの要素」とは、

①握力が弱い
②歩行速度が遅い
③バランス能力が弱い
④外見が歳とって見える
⑤老化に対する否定的な考え方を持っている
⑥75歳まで生きられないと考えている
⑦視力、聴力の低下
⑧脳の表面積が少ない
⑨ＩＱテストの点数が低い

というものでした。

このなか（リスト中）の①の「握力」や②の「歩行速度」は、実は筋肉量と強い相関があることがわかっています。

つまり、筋肉の量が少ないと、老化のスピードを速めてしまうということです。

筋肉は寿命や老化と関係しているのです。

老化が「病気」ならば、筋肉を増やすことで治療できるということです。

サルコペニア（筋肉減少症）は、骨粗鬆症《こつそしょう》の筋肉版

がんにならなかったとしても、健康な100歳（百寿者《ひゃくじゅしゃ》）になるためには、筋肉の量を保つことが大切です。現代の医学はどんどん進歩し、おかげで100歳を迎える日本人はこれからもどんどんと増えていくことでしょう。

ただ、たとえ100歳まで生きていても、寝たきりになるより、自分の足で歩き、介護を必要とせず、好きなところに思うとおりに行ける人生のほうがずっと楽しいはずです。

そうした意味からも、ここで検査のいらないサルコペニア診断の方法を記します。まずは試してみてください。あなたが筋肉減少症になっていないか、かんたんにわかります。

両手の親指と人さし指で輪を作り、あなたのふくらはぎのいちばん太いところを握ってみてください。指と指がくっついてしまうと、筋肉減少症の疑いがあります。

ともあれ、歳をとってくると、筋肉量が落ち、筋肉自体が萎縮していきます。

だいたい40歳を過ぎたころから萎縮が始まり、1年間で5％以上筋肉量が減ってくるサルコペニア

という現象が起こります。

実は筋肉量のピークは、20歳代後半〜30歳なのです。かりに80歳では、30歳のときの約半分から7割に筋肉が減ることがわかっています。

筋肉減少症の始まりの多くが大腿《だいたい》四頭筋の筋肉量低下

サルコペニアは速筋に起こりやすいことがわかっています。

速筋とはすばやく動くために必要な筋肉で、大腿四頭筋がその代表です。

大腿四頭筋とは、両足の太ももの前面にある筋肉です。筋肉減少症が始まると、まず太ももが痩《や》せていきます。足がほっそりするからいいように思われますが、ほっそりするだけでなく、足が上がらなくなってしまうのです。

足が上がらなくなると、小刻みにソロソロと歩くようになります。腰や背中はカーブし猫背になり、いわゆる「老けた歩き方」になっていくのです。

この歩き方は、大変バランスが悪いため、つまずきやすくなります。転倒から骨折をし、長期入院したりすれば、その間に足以外の筋力も落ちて最終的に寝たきりになってしまうことも……。

筋肉減少症に始まり、こういう悪い連鎖が起こる現象を「ロコモティブ・シンドローム」と呼びます。ロコモを避け、若々しく幸せな後年を送るためには、この大腿四頭筋の筋力アップが欠かせないのです。

椅子《いす》から立ち上がるだけで筋力は回復

大腿四頭筋を鍛えよう、といっても、私たちは基本的にナマケモノで、つらく激しい運動は苦手です。そこで、もっともかんたんで、習慣化しやすい方法を紹介します。

それが、「ハーフスクワット」と「アクセル踏み」です。

「ハーフスクワット」は、ただ椅子から立ち上がるだけです。椅子に軽く腰掛けます。そこからすっくと立ち上がる。これだけでＯＫ。

椅子から立つだけであれば、腰にも負担がかかりにくいし、日常生活のなかで、いつでも取り組めるので長つづきします。

あなたは1分間に、何回椅子から立ち上がることができるでしょうか？　1分間の記録をとってみましょう。測定したら、次はその回数を上回るように、毎日繰り返し努力してください。

こんな単純な動きでも3週間つづけていると、確実に背筋が伸びていき、見た目がかわります。背筋をピンとさせ、若々しい姿で歩けるようになります。

「アクセル踏み」は、さらにかんたんです。家の柱でも机の脚でもかまいません。車のアクセルを踏み込むように、思い切り踏みつけます。ジムに行けば、踏み込み運動のマシンもあります。

70歳の壁を越えるために、まず最初に取り組むべき運動はこれです。

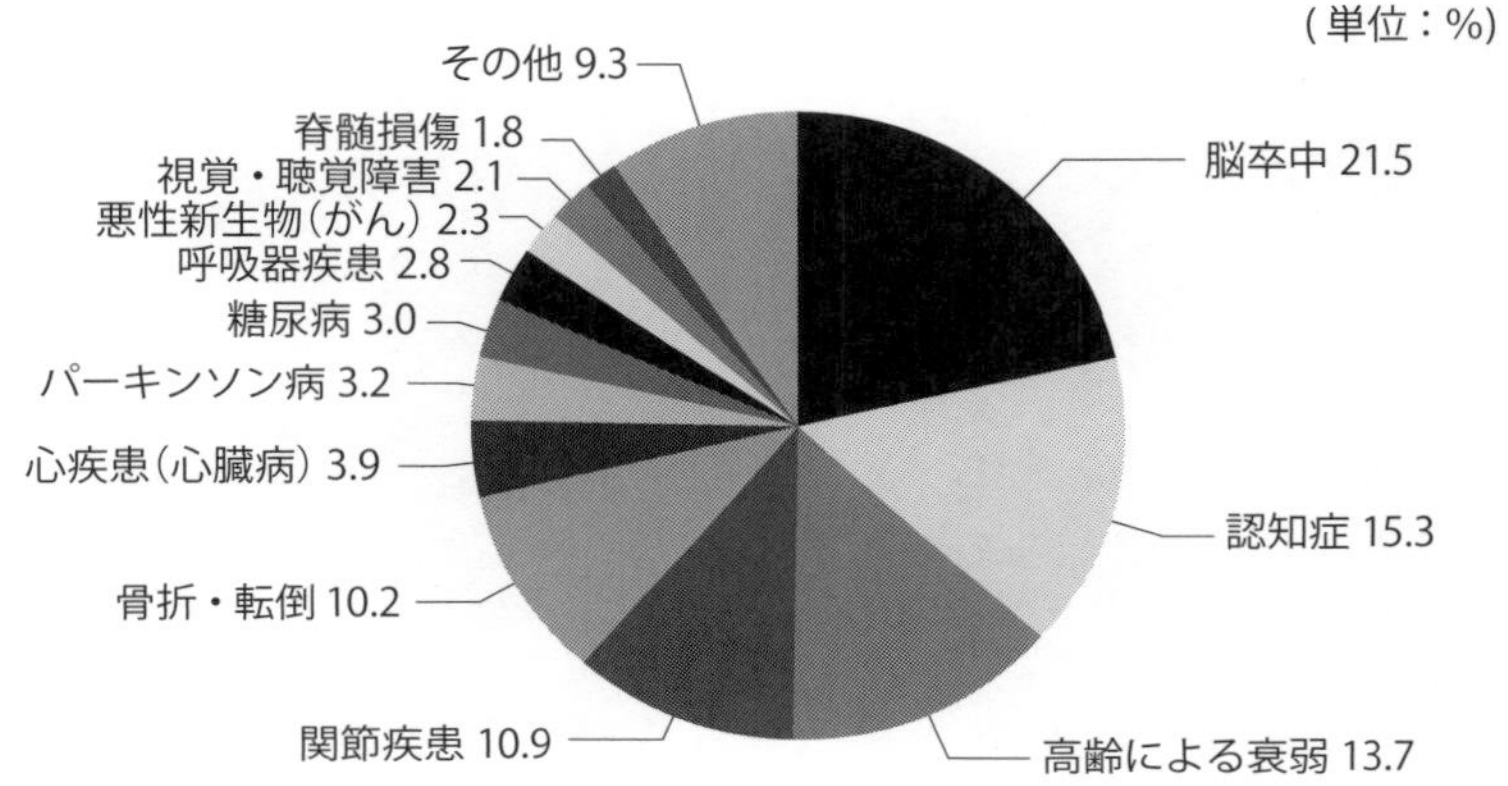

平成22年の調査

図9　介護が必要となったおもな原因

介護が必要となった主因で、サルコペニアは脳卒中に匹敵する

上の図9に示すとおり、介護が必要となったおもな原因のトップは脳血管疾患（脳卒中）で21・5％ですが、その他3つ（高齢による衰弱、関節疾患、骨折・転倒）はサルコペニアが関係しています。つまり、3つを合計すれば、サルコペニアが関連する原因が34・8％となり、脳卒中に匹敵する割合になります。

つまり、人生後半の幸せを決めるのは、筋肉の量や強さだと言うことです。

老化防止や若返りには握力と歩く速さが重要

聖路加国際病院名誉院長を務められた故日野《ひの》原《はら》重明《しげあき》先生は、100歳を超えても診察し、全国各地で講演し、多数の著書を執筆されていました。

実に精力的な活動をつづけていました。日野原先生は休み時間、椅子の背もたれにつかまって腰を落とすスクワットをされていました。

先に紹介したハーフスクワットとアクセル踏みは、腰を落とすフルスクワットよりさらにかんたんな動きです。この程度なら毎日つづけられるでしょう。

まず、この2つの運動から始めてみましょう。

大腿四頭筋を鍛えると、膝の関節痛も軽くなります。詳しくは後述しますが、それは痛み止めの薬の服用と同等の効果があることがわかっています。

また、足が上がるようになると、歩く速度も早まります。

サルコペニアを診断するのによく使われる目安が握力と歩行速度です。

1分間に歩く速度で寿命が推定できるという論文もあるほど、歩行速度と若々しさとには深い関係があります。

日野原先生は通勤のとき、駅から病院までのあいだ、早歩きで何人の人を追い越せるか、毎日チャレンジしていたとお話しされています。

適度な運動はアンチエイジングに欠かせませんが、大腿四頭筋のトレーニングを行えば、骨折や寝たきりをさけることができます。

若返りには速く動く運動を——ダンベルを上げるのと同じ有効性

まだ余力のある人は、「なるべく速く動く運動」を取り入れてみてください。

重いダンベルを上げたりする「レジスタンス運動」と、軽い負荷で速く手足を動かす運動は、筋肉をつける意味では、同等の効果があることがわかってきました。

高齢者では、すばやく動くために必要な「速筋」から萎縮していきます。前述の大腿四頭筋も速筋の要素が多いのです。

そこで、ウンウン重いものを持ち上げるのと同様、空手やボクシングなど、速く全身を動かす運動をすることが、アンチエイジングには有効なのです。

こうした運動を通じて、ただ寿命を延ばすだけでなく、その先の人生を、より元気に活動的に過ごすレジリエンス（ばねのように折れてもまた元に戻る回復力）がつくのです。

治療・予防は、筋トレ＋タンパク質摂取

同時に、筋肉減少症の予防には生活習慣も大事です。

サルコペニアの治療は、筋トレとタンパク質を十分に摂ることです。

まず栄養素から言えば、サルコペニア患者さんで不足している栄養素は、ビタミンＤです。

ビタミンＤが不足している場合は、サプリメントで補うのが有効です。

また、青魚に多く含まれるＥＰＡ（エイコサペンタエン酸）には抗炎症作用があり、筋トレをしながら一緒にＥＰＡを摂ると筋肉が増えやすいことがわかっています。

逆によくないものは喫煙です。喫煙と過度な飲酒は筋肉を萎縮させてしまいますので、禁煙するこ

と、飲酒は適度にすることが重要です。

サルコペニアになると誤嚥《ごえん》性肺炎になったり、呼吸不全になりやすい

筋肉の重要性はさまざまですが、筋肉は肺や呼吸機能にも影響します。

ものを飲み込むという動作は30以上の筋肉が協調して行われる複雑な運動です。

ものを飲み込む筋肉が落ちれば、食べたものや唾液《だえき》が気管に誤嚥され、誤嚥性肺炎が起きます。また、呼吸筋がサルコペニアで薄くなれば、呼吸不全となります。

ものを飲み込む筋肉を鍛えるには、やはり筋トレ（嚥下筋トレ）が必要です。

これは、額に手を当て、それにあらがうように頭で額を押しつけるようにします。

この運動を息を止めないで10秒間行います。１回10秒、１日10回行います。

これにより飲み込みに重要な舌骨上筋群を鍛えることができます。

また「舌の筋トレ」にも取り組みましょう。

舌も筋肉でできています。舌が薄くサルコペニアを起こすと誤嚥の元になります。

口の中の上の部分に舌を押しつけ、舌で押し上げます。

これを１回10秒、１日10回行いましょう。

膝《ひざ》関節症は大問題――痛みがあると長生きできない

老化ということでは、歳をとると膝が痛くなったり、腰が痛くなったりとあちこちが痛むようになり、これがさまざまな高齢者の悩みになります。

筋骨格系の愁訴を訴えている日本人は、全国約３０００万人もいます。

そのなかでもっとも訴えが多いのが、膝関節症（膝の痛み）です。

膝関節症の罹患《りかん》者は最大で１２００万人以上とされています。また、そのうち治療を要する人は７００万人もいるのです。

しかし、人間、慣れとは怖いものです。痛みにさえ、慣れてしまえば鈍感になってしまいます。

特に忙しい現代人であれば、それがひどい痛みでなかったり、生死に直接関わったりするような問題でない場合、きちんと痛みに向き合おうとせず、半ば放置している方も少なくないでしょう。

実は、これは一般の方だけではありません。腰痛や関節の痛み、また胃腸などに痛みを感じても、死につながる病気でなければ別に放っておいてかまわないという、痛みを軽く見る考え方が、これまでの医学界にもありました。

しかし、これはもう古い考え方です。というのも、最近は体のどこかに「痛みがあると、寿命が短くなる」というデータが出てきているからです。腰痛や腹痛などがあると、それが人間の代謝に影響を及ぼし、寿命を短くしかねないのです。

人間を含めた生物には、「ＴＲＰＶ１（トリップ・ブイ・ワン）」という痛みを感じるセンサーがあります。

2021年のノーベル生理学・医学賞は、痛みや温度、触刺激のセンサー（受容体）の発見をしたそれぞれD・ジュリアス（David Julius）教授とA・パタプティアン（Ardem Patapoutian）教授に授与されました。

昨今話題の、この痛みのセンサーTRPV1が働かないように遺伝子的に操作したマウスを作ってみたところ、なんと寿命が長くなることがわかったのです。

痛みを感じないようにすると、マウスはより健康的に生き、がんができてもその数は減り、認知症にもなりにくくなり、運動能力の低下も見られなくなって、糖尿病も予防できました。体力を示す酸素消費量や有酸素能力、さらにインスリンの基礎分泌は高まり、代謝が改善するのです。

逆に、このTRPV1が活性化すると、老化を促進するような代謝の変化が起きてしまいます。

つまり、慢性的な痛みは老化につながるのです。

これまでは「死ぬ病気でなければたいして問題がない」という認識だった痛みが、放置してはいけない問題だったということがわかってきたのです。

腰痛、関節痛、胃腸の痛みなどがあると、代謝に影響を及ぼし、寿命にも関係してくるのです。長生きするためには、関節や胃腸の痛みを放置せず、しっかり治していくことが大切なのです。

痛み止め薬には当然、副作用がある

歳をとると膝の痛みに悩む人が増えることとその対応をお話ししましたが、では、どうしたら老化につながる慢性的な関節痛を改善することができるでしょうか？

痛みに対して、痛み止めの薬（ロキソニン、アセトアミノフェンなど）がよく使われています。しかし、痛み止めの薬には当然、副作用があります。

日本ではそれほどではありませんが、アメリカ国内では知的水準の非常に高い人たちの麻薬中毒（オピオイド中毒）が話題になります。

有名なのは、ケネディ大統領です。ケネディは慢性的な腰痛に悩まされており、それに対して麻薬に準じた痛み止めが漫然と使われており、ケネディが麻薬中毒（オピオイド中毒）になっていたことは有名な話です。

サプリメントの膝への効果は証明されていない

膝の痛みにサプリメントを使う人もいます。多くはグルコサミンです。

グルコサミンはアミノ糖の一種で、サプリメントとしても人気です。日本のグルコサミン市場は389億6000万円（2012年矢野経済研究所調べ）。これは単一のサプリメントでは第1位。サプリメントの会社が扱う銘柄としても第1位（第2位はコラーゲン、第3位はビタミンB群）なのです。

購入者の多くは、膝の痛みを抱えている人たち。代表的なのが「膝関節症」の患者さんたちです。ところが、「グルコサミンは膝関節症に効かない」というのは、整形外科領域の医者のあいだでは常識です。これまでに膝関節症への効果を実証した論文はありません。
あらゆる大規模疫学調査でも、グルコサミンは膝の痛みに効果がないことが証明されています
(Arthritis Rheum. 2007 Jul;56 (7):2267-77.)。
２０１２年の米国リウマチ学会でも、グルコサミンに膝関節症予防効果はないことが報告されました。

膝の痛みを取るには太ももの筋肉を鍛える

では、いったいどうすればよいのでしょうか?
実は、副作用のない高齢に伴う膝の痛みに有効な方法があります。
それは、先にもお話しした太ももの筋肉(大腿四頭筋)を鍛えることです。
大腿四頭筋を鍛えると、痛み止めを飲むのと同等の効果があることがわかっています。
しかも薬のような副作用はありません。
ここでもいかに筋肉が重要か、おわかりになるでしょう。
高齢者を悩ませている膝の痛みは、筋肉を増やすことで良くなるのです。

糖尿病は筋肉の病気だった

糖尿病は、血液の中を流れる糖が増えてしまう病気です。

一方で筋肉は、糖をもっとも多く取り込んでくれる臓器です。筋肉が多いと、血液を流れている糖を筋肉の細胞が中に取り込んでくれるので、血液中を流れる糖が下がってくれ、血糖値が下がり、糖尿病が改善します。

実は、筋肉は血糖を取り込んでくれる臓器では最大の臓器であり、全体の70％の糖を消費してくれます。

筋肉は先述のとおり、体重の40％を占めており、糖をかなり消費してくれます。

脳は大量の糖を必要としている臓器です。

脳は体重の２％ほどの重さしかないものの、かなりの糖を消費します。

ただ、それでも、総エネルギー全体の20％程度を消費しているにすぎません。

したがって、筋肉の量が減ってしまうと、糖を取り込んでくれる筋肉が減るため、血糖が上昇しやすくなってしまうのです。

前章で説明した宇宙飛行士の話ですが、宇宙飛行士の筋肉は重力がなくなることなどでどんどん減っていってしまいます。

すると、地球に戻ってきたときの宇宙飛行士の血糖値は非常に悪くなっていることが多いのです。

糖尿病は筋肉を増やすことで改善します。

筋肉が伸び縮みするときに血糖を取り込む

筋肉の細胞の中にはＧＬＵＴ４（グルットフォー）という糖を運ぶ「運び屋」さんがいます（次ページの図10）。

この運び屋さん（ただしくは「糖輸送担体」という）は、ふだんは筋肉の細胞の中に存在します。しかし、筋トレによって筋肉が伸び縮みしたり、インスリンが筋肉に作用すると、ＧＬＵＴ４は、細胞の中から細胞の表面に移動してきて、糖を受け取って、細胞の中に運び込みます。

イメージ的には、池にいるコイを思い浮かべてみましょう。

あなたがエサ（糖）を池（細胞）にまきます。すると、池の中にいるコイ（ＧＬＵＴ４）はそれに気づいて、池の中から池の表面（細胞の表面）に顔を出してきます。

そして、コイ（ＧＬＵＴ４）はエサ（糖）をパクッと食べて、池の中（細胞内）にもぐっていきます。

すると、池の表面にたくさんあったエサ（糖）が減ってくれる（血糖値が下がって糖尿病がよくなる）、というわけです。

筋トレをはじめとする運動の効果の一つに、このＧＬＵＴ４の量（コイの数）を増やすことがあります。

運動するとＧＬＵＴ４が増えることで、糖が細胞の中に取り込まれやすくなり、血糖が下がるのです。

つまり、筋トレしたり、筋肉の量を増やしてあげることは、糖尿病を改善することにつながるのです。

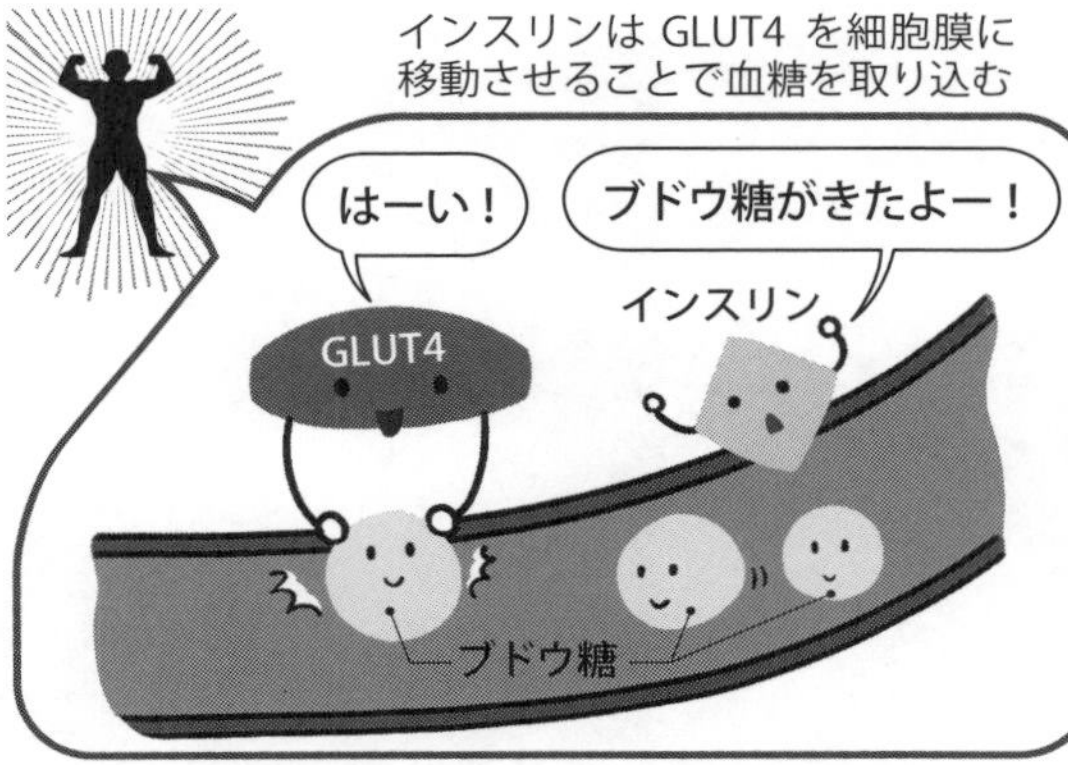
インスリンは GLUT4 を細胞膜に
移動させることで血糖を取り込む
ブドウ糖がきたよー！
はーい！
インスリン
GLUT4
ブドウ糖

図10　血糖を取り込むインスリンの活動イメージ

「がんにかかったら安静にすべき」「がんになったら運動させるな」はウソ！

がんにかかると、痩せて、息も絶え絶え、食事も摂れず、衰弱するばかり……。そんなイメージを持っている人がまだまだいます。

先入観からか、「がんにかかったら、安静にすべき」、「できるだけ寝ていてエネルギーを温存していたほうがいい」と患者さんも周囲の家族も思いがちです。

しかし、最近の臨床の世界では、まったく逆のことが行われています。

「がん患者こそ運動しよう」ということです。

米国がん協会（American Cancer Society）は「がんサバイバ

ーのための栄養と運動のガイドライン」を発表しました。

このガイドラインでは、がんにかかった患者さんは、
・1週間に150分以上の運動をすること
・1週間のうち2回以上は筋トレを運動に含めること
が推奨されています。

なぜなら、先述したように、「筋トレをするがん患者は生存率が高い」という事実があるからです。

がんの悪液質を早く見つけて筋トレを始めよう

「がん患者に運動しろ、と言ったって、もうがん治療の余地のない末期のがん患者には当てはまらないだろう」と思うかもしれません。

しかし、そうではないのです。

がんが進行して食事が摂れなくなり、骨格筋や脂肪が減少し痩せてしまう状態を「悪液質（カヘキシア）」と呼びます。

悪液質の患者さんは、「前悪液質→悪液質→不応性悪液質→死亡」と進行していきます。

従来は、患者さんが亡くなる数ヵ月前もしくは数週間前の時期だけを「悪液質」や「終末期」と呼んで、緩和ケアをしてきました。

しかし、現在では、以下の診断基準に当てはまれば、早期から悪液質と考え、筋トレなどで適切に

対処することで、がん患者さんの生活の質が上がることがわかっています。

《診断基準》

体重が１年間で５％以上落ち、以下のうち３つ以上に該当すれば悪液質と呼びます。

①筋力低下、②疲労感、③食欲不振、④除脂肪指数の低下（筋肉量の減少に等しい）、⑤検査値異常（炎症反応ＣＲＰの増加〔CRP>0.5〕、貧血〔Hb<12.0〕、アルブミン低下〔Alb<3.2〕）

つまり、がんの悪液質の患者さんでも、早期に悪液質と診断し、しっかり運動をしてもらうことで、がん特有のさまざまな不快な症状を和らげることができるのです。

運動には抗炎症作用があり、がんの食欲不振や体重減少を解消

がんの悪液質の人にでも運動が効く。

これはなぜでしょうか？

運動には炎症を抑える作用（抗炎症作用）があるからです。

そのメカニズムを説明しましょう。

がんと炎症には深い関係があります。

がんにかかると、がん細胞から炎症を起こす「炎症性サイトカイン」という物質が出ます。この炎症性サイトカインの働きによって、食欲不振やサルコペニアが起こるのです。

しかし、運動すると、体の中に炎症を抑える「抗炎症性サイトカイン」が分泌されます。つまり、

運動には炎症を抑える効果があるのです。

炎症が落ち着くことで筋肉の分解が抑えられ、筋肉のタンパク合成が進みます。また運動するとテストステロンなどの男性ホルモンが分泌され、これも筋肉タンパク合成を促進します。炎症性サイトカインが抑えられることで患者さんを苦しめる食欲不振も回復するのです。

また、エイコサペンタエン酸（ＥＰＡ）や食欲を増やす漢方薬（六君子湯《りっくんしとう》）の投与、タンパク質１・５ｇ／kgの高タンパク食が悪液質の治療には有効ですので、筋トレと併用して使ってみましょう。

がん患者で筋トレが向かない人

ところで、飢餓状態（神経性食欲不振症など）、急性炎症のある状態（発熱、感染症）では、筋タンパクの分解が著明です。

このような侵襲の高いときに多くの栄養を入れても、筋肉のタンパク質の分解を抑えることはできません。むしろ「過栄養」（栄養ストレス）となり、ノルエピネフリンの分泌を増加させ、骨格筋のタンパク分解を促進させてしまいます。

また、がんの本当の終末期（死を迎える目前）には運動が向きません。

ほか、炎症の目安となる炎症反応ＣＲＰが３以上ある場合にも運動は向きません。ＣＲＰが３を切ってから開始しましょう。

筋肉の多い人は、たとえがんになっても寿命が長い

最近は、「がんと筋肉の関係」について脚光が当たっています。

がんになっても、筋肉の量が多い人は長生きできるのです。

がんになって、手術を受けたとき、筋肉量が多い人は少ない人に比べて術後の経過が良く、早く回復し、長生きしやすい（予後が良い）ことが報告されています。

がんになって、抗がん剤（化学療法）の治療を受けても、筋肉量が多い人のほうが少ない人に比べて抗がん剤が効きやすいのです。

食道、胃、大腸、膵臓《すいぞう》、肝臓、乳房、肺、卵巣、尿路、頭頸部《とうけい》のがん、血液（悪性リンパ腫）などのほとんどのがんで筋肉量が減っていると生存率が低下する、という報告がされています。

このような結果から、東京大学の外科を含めて、多くの医療機関では、がんの手術の前に筋トレをさせたり、栄養士による栄養指導を頻回に行っています。これを、「プレリハビリテーション」と呼びます。「プレ」とは「前」という意味。

すなわち、手術などの治療をする前に、しっかり筋肉をつけておこう、という意味です。

多くの大学が、筋肉をつけるプレリハビリテーションによってがんの術後成績が向上したことを報告しています。

手術の前から、筋トレや食事のサポートを行うプレリハビリテーションが重要なのです。

なぜ、このようにがんを治療している医師たちが筋肉を増やすことに躍起になっているのでしょうか?

それは、筋肉の中からがんを抑え込む物質、「マイオカイン」が分泌されているからです。覚えていますか? 復習すると、マイオ=筋肉、カイン=ホルモン様物質、という意味でしたね。マイオカインとは筋肉が出すホルモンの総称でした。

筋肉は、ただ体を動かすためのものだと思っている方は多いでしょう。

しかし、前になんども説明したとおり、筋肉は、たくさんのホルモンを分泌しています。

筋肉はSPARC(スパーク)というホルモンを分泌しています。

筋肉が出すマイオカインであるスパークは、大腸がんを抑える効果があることがわかりました。

筋肉が伸び縮むときに分泌されるスパークは、がん細胞がみずから死ぬ「自死のメカニズム(アポトーシス)」を促進することで抗がん作用をもたらします。

つまり、スパークは「天然の抗がん剤」なのです。

運動によって筋肉から分泌されるスパークは、血液の流れに乗って大腸に達し、大腸がんを予防することが報告されています。

従来、大腸がんのリスクは運動不足であると言われてきました。

「不活動」こそは大腸がんの発症リスクなのです。

たくさんの研究で「6時間以上座っている人はがんになりやすい」と言われてきました。大腸がん以外にも、乳がんの10％、大腸がんの10％、早期死亡の９％、糖尿病の７％は不活動が原因だと一流医学誌『ランセット（The Lancet）』は報告しています。

不活動ががんの原因になる理由の一つが、運動することで筋肉から分泌される抗がん作用のあるスパークが出づらくなってしまうことです。

それだけではありません。

筋肉から出たスパークは、大腸に効いているだけではなく、筋肉そのものの代謝に作用し、血糖を下げる作用があることまでわかっています。筋肉から出たスパークは筋肉そのものにフィードバックして糖尿病を改善させるのです。

スパークだけではなく、筋肉はさまざまな抗がん物質を出していることがわかってきました。

ここで、この項の重要な点をまとめておきましょう。

・抗がん剤を投与したとき、筋肉が多い人は予後が良い
・筋肉から分泌される物質ががんを抑え込む
・がんの患者さんこそ、筋トレをしなくてはならないという科学的研究が出、がんになったらただ安静にするのではなく筋トレがすすめられるようになった

ということが判明したのです。

血液中には遊離核酸（マイクロＲＮＡ）が循環し、がん細胞の増殖を抑える

筋肉が出す物質の中には、ほかにもがんを抑え込む作用を持つものがあります。

これを「がん抑制型マイクロＲＮＡ」と呼びます。

がん抑制型マイクロＲＮＡとは、がん細胞が発生したときに、がん細胞の周囲の正常組織から分泌され、がんを抑制する効果を持つ物質です。

このがん抑制型マイクロＲＮＡがうまく分泌されず、枯渇したとき、がんは一気に進行していくのです。

実際に、がん患者さんではがんの病気の進行とともに、血液中のがん抑制型マイクロＲＮＡが下がってきてしまうことがわかっています。

このがん抑制型マイクロＲＮＡで報告されているものでは、食道がんではｍｉＲ《ミア》－６５５、膵がんでは、ｍｉＲ《ミア》－１０７があります。

これらはそれぞれ食道がん、膵がん患者さんで低下しています。

これらのマイクロＲＮＡのなかで、筋肉から分泌されるものがあります。

それが、「筋由来がん抑制型ｍｉｃｒｏＲＮＡ（マイクロＲＮＡ）」です。

このなかで「ｍｉＲ《ミア》－１３３ｂ」というマイクロＲＮＡに着目してみましょう。

胃がんおよび大腸がん患者では、筋肉量が少ないサルコペニア群では予後が不良であることがわか

っていました。

ｍｉＲ－１３３ｂの血中濃度が低値の胃がん、大腸がん患者さんでは、がんのリンパ節転移が多いことがわかっています。

そして、ｍｉＲ－１３３ｂの濃度が低い人は、胃がんおよび大腸がん患者で予後が悪いことがわかっています。

胃がん細胞を人の正常な骨格筋細胞とを同じシャーレで培養するとがん細胞の増殖が抑えられることがわかりました。なぜなら、ヒトの正常な骨格筋細胞からｍｉＲ－１３３ｂが体液中へと分泌され、それががん細胞に取り込まれて抗がん効果をもたらしているからです。

実際に運動することでｍｉＲ－１３３ｂは血液中で増え、がん細胞の増殖効果が下がることもわかっています。１週間程度の運動習慣でｍｉＲ－１３３ｂが増えることもわかっていますのでがん予防のためだけでなく、がんになった患者さんでも運動するとよいことがわかります。

がんが見つかって、それから筋肉を急いで増やすのはとても重要です。ただ、あまり手術前に筋肉を増やすことに時間をとられると、今度はがんが進行してしまうというジレンマもあります。

ですから、いざがんが見つかっても大丈夫なようになるべくふだんから、筋肉を増やしておくことが大切なのです。そうすることが70歳の壁を楽に越えさせてくれます。

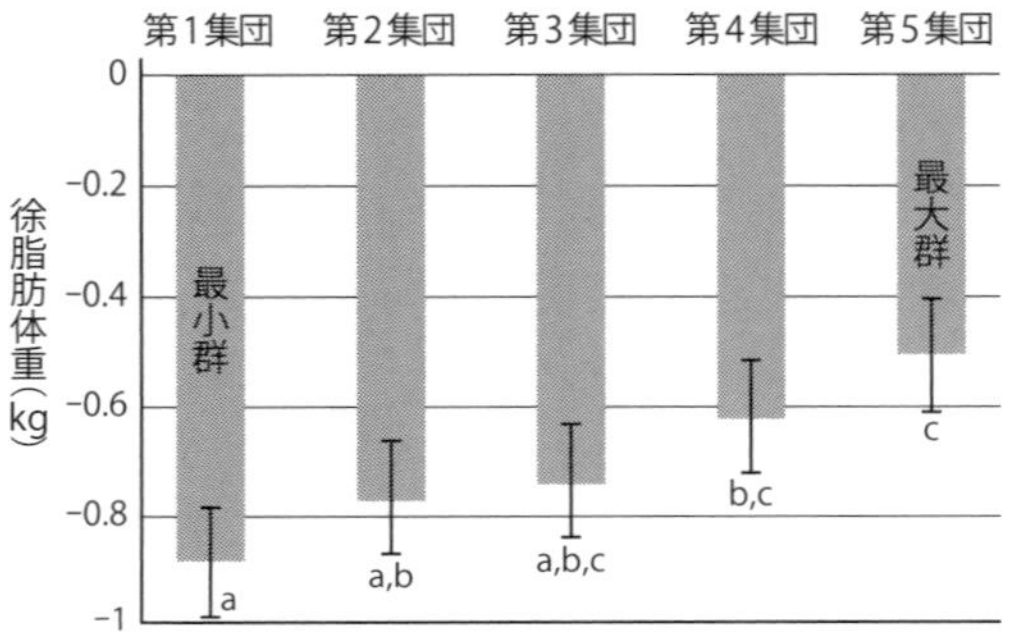

Am J Clin Nutr 87:150-155,2008

図11　タンパク質摂取だけでは筋肉は増えない

肉だけを食べていても筋肉は増えなくなってくる

私たちの健康長寿を増やし、老化という病気を予防するためには、筋肉を増やすことが重要であることは重々、おわかりになったと思います。

では、どういう食の工夫をすれば効率的に筋肉を増やせるでしょうか？

上のグラフ（図11）を見てください。

タンパク質の摂取さえしていれば、筋肉の量を増やすことはできるのでしょうか？

この研究では、3年間のタンパク質摂取量によって70歳から79歳までの高齢者を5グループに分けています。

いちばん左がタンパク質摂取量がもっとも少なかった高齢者のグループです。

そして、筋肉が3年間で0・9キログラムも失われています。なお、ここでの「徐脂肪体重」とは筋肉量と同じことです。

また、いちばん右はタンパク質をもっとも多くとっていた高齢者のグループです。

それでも3年間で0・5キロも筋肉が無くなっているのです。体重あたり1・2グラム以上のタン

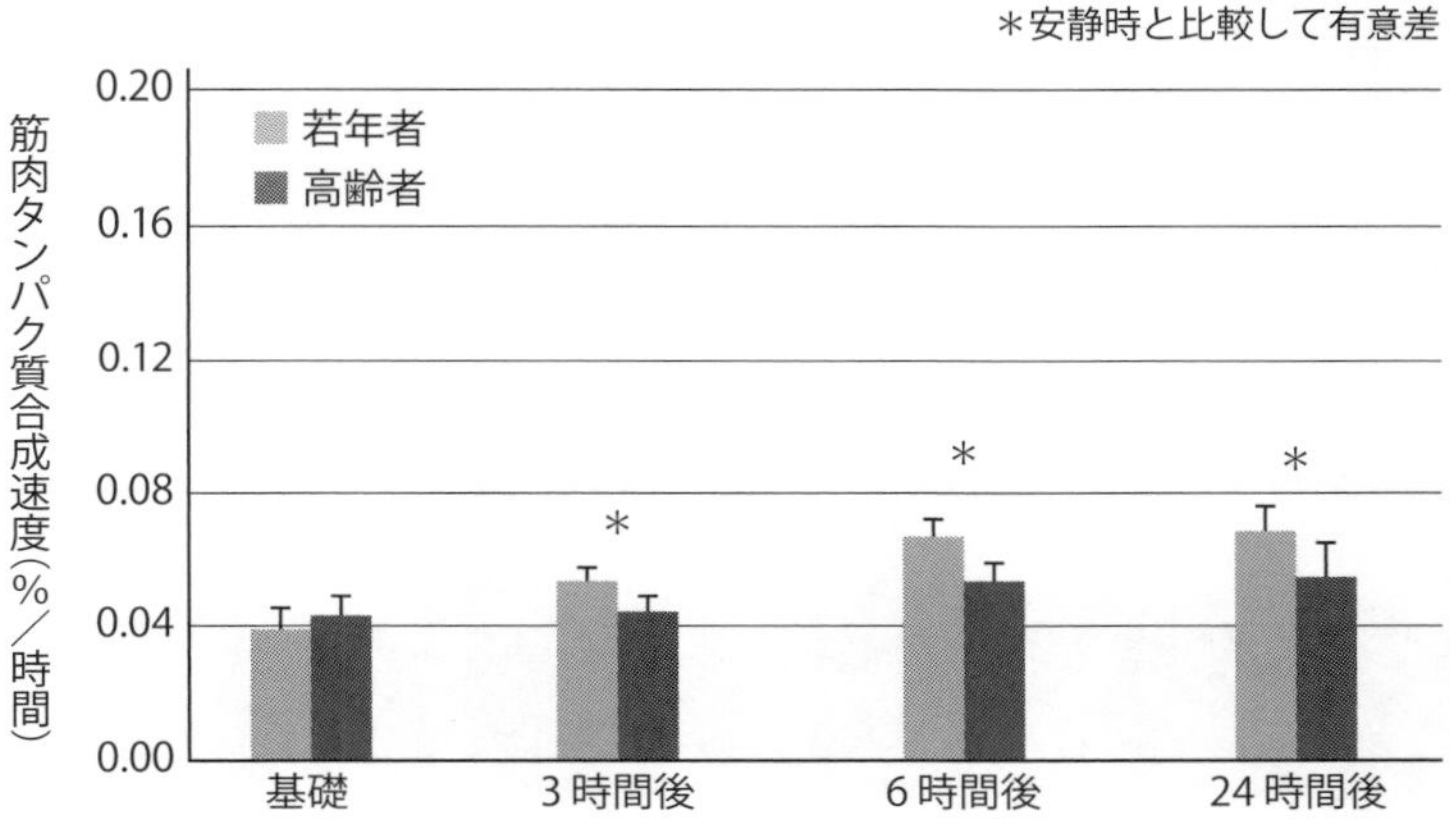

Exerc. Sport Sci. Rev 41:216–223, 2013

図12　筋トレによる若・老のタンパク合成率比較

パク質を摂っていたグループでも筋肉が減っていくのを完全には予防できなかったということです。

このデータからわかることは、歳をとってくるとタンパク質をしっかり摂らないといけないことは間違いはありませんが、タンパク質を摂っているだけではサルコペニアは予防できないという現実なのです。

筋トレだけでは高齢になってくると筋肉がつかない！

次にタンパク合成率について見てみましょう（当ページ上の図12）。

グレーは20歳代の学生さん。

黒は70歳の高齢者です。

75％程度の強いウエイトトレーニングを10回3セット行いました。

そして、その後のタンパク質合成率を見ていきます。

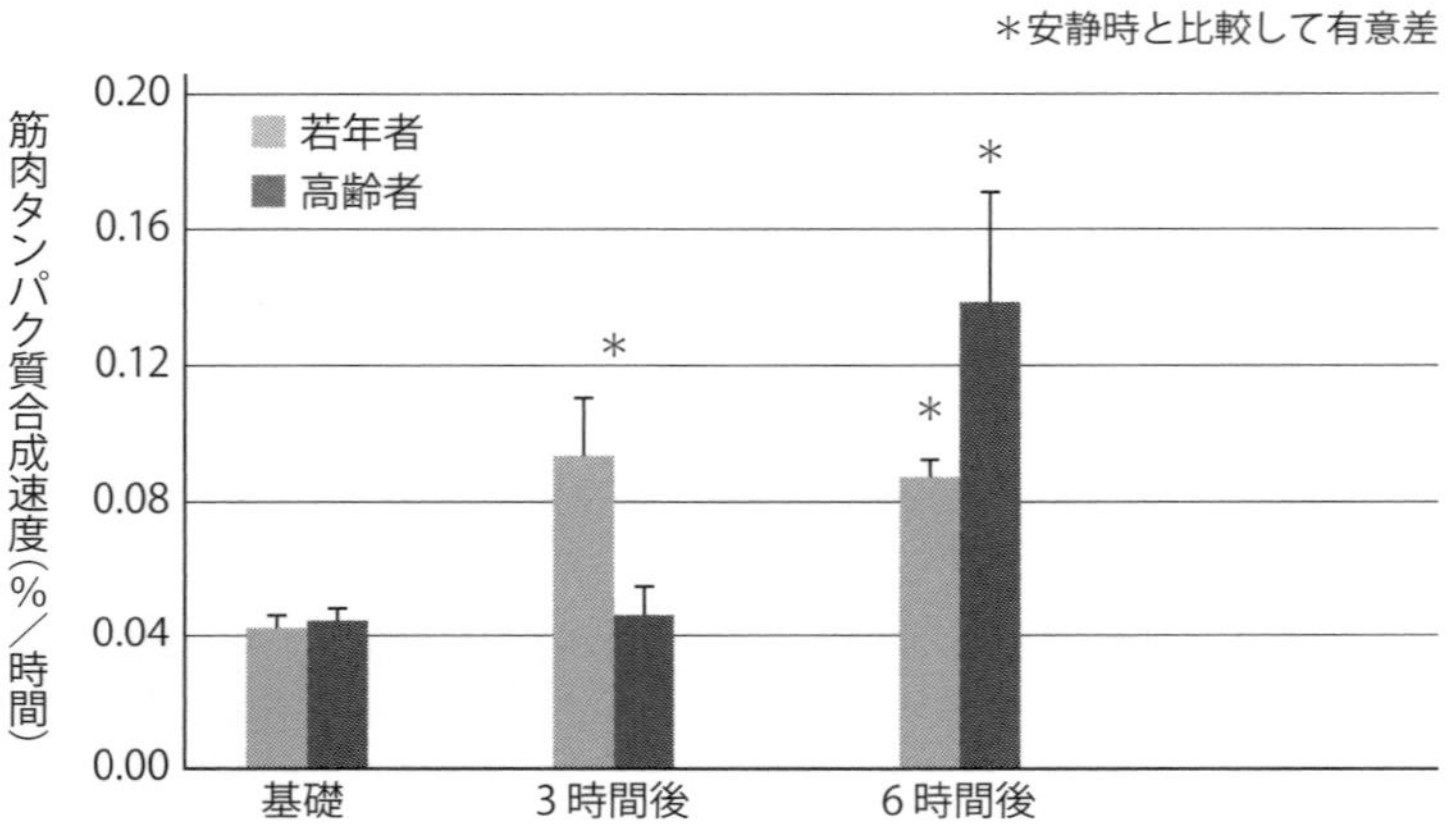

Exerc. Sport Sci. Rev 41:216-223, 2013

図13　アミノ酸摂取に伴う若年者・高齢者のタンパク合成比較

すると、若者の場合はその後ずっと24時間経ってもタンパク質合成率がゆるやかに上昇していることがわかります。

若さのなせるわざですね。

しかし、高齢者の場合は、タンパク質合成率はほとんど横ばいで、タンパク質合成は進みにくいことを意味します。

「なんだ、運動しても、高齢者は筋肉を増やすことができないのか」と落胆する人もいるでしょう。

しかし、方法はありました。それが以下の方法です。

《筋トレ後にアミノ酸を摂ると筋肉が増える》

上の図13は、同じ筋力トレーニングをした20分後に、20グラムの必須アミノ酸を飲んだ場合です。

若者では、筋トレの3時間後に2倍近くまで大きくタンパク質合成が増えました。

高齢者では運動後3時間ではほとんどタンパク質合成はされませんが、運動後6時間まで待てば、若者を大きく追い抜いてタンパク質合成が上昇していることがわかります。
70歳の高齢者でも、運動後にこのように必須アミノ酸を摂ると、きちんとタンパク質が増えて、筋肉が増えるのです。

長寿地域の〝存在証明〟ヒントは食べ物と腸にあった！

歳をとってくると、ただ肉を食べたり、筋トレだけしても筋肉が増えないことがわかってしまいました。

ただし、筋トレをして20分後に、アミノ酸を摂れば、高齢になっても筋肉が大きく増やせることがわかりましたね。このような医学研究や、栄養学の進歩に基づいた食生活の改善が、日本人を長寿にしました。

しかし、ここで不思議なことがあります。

日本には全国に長寿地域があります。

ただ、長寿地域に住む、筋肉の保たれた高齢者がみな筋トレをしてアミノ酸をとっていたのか、と言えば間違いなくノーでしょう。

それにもかかわらず、長寿地域の高齢者に筋肉が多いのはなぜでしょうか？

その研究が行われました。

ある場所に、１００歳を超えた高齢者（百寿者）が全国平均の3倍もいる有名な長寿地域があります。

その65歳以上の高齢者の便をとり、どんな腸内細菌が棲《す》んでいるのかを調査したのです。

その結果からわかったことは衝撃的でした。

長寿地域の腸内細菌の中には、酪酸を作る腸内細菌、すなわち「酪酸菌」が多かったのです。

そして、実際に酪酸菌を増やす食事をしていました。

これこそが、長寿地域の長寿者がしていた筋トレならぬ「菌トレ」だったのです。

第3章

70代の老いを超える筋トレ・菌トレ

ヒトは腸内細菌に操られている⁉

さて、あなたは、「ヒトは腸内細菌に操られている」と言ったら、信じますか？

この歴史は、地球の創世期にさかのぼります。

細菌は地球上で最古の生命体の一つです。

細菌が地球上に生まれたのは、42億年前。

われわれヒトと共通した祖先から現在の細菌の姿に進化しました。

このころの地球は、酸素がほとんどない「嫌気《けんき》状態」でした。

細菌もこの嫌気状態でのみ生存することができました。

実は、ヒトの大腸の中の状態も酸素がほとんどない嫌気状態です。

もしあなたが小さくなって大腸の中に入ったとしたら、とたんに息苦しくなって窒息してしまうでしょう。首をしめられているのと同じ。大腸の中は酸素がほとんどない環境なのです。人間の大腸の中は、今も太古の地球に似た無酸素状態なのです。

われわれのお腹の中に棲《す》んでいる腸内細菌も、この酸素がほとんどない状態を好んで生きています。

現在知られている腸内細菌のほとんどは、大腸という酸素がほとんどない環境で生息しているのです。酸素に触れたら死んでしまうので、「嫌気性菌《けんきせいきん》」と呼ばれています。

腸内細菌は、人の腸の中に逃げ込んだ

その後、地球上には酸素が発生するようになり、「好気性状態《こうきせい》」に移っていきます。

つまり酸素を嫌う細菌は、酸素が少ない腸という嫌気性環境に逃げ込んでいくのです。

腸という「最高の住みか」を見つけた腸内細菌は、大腸の中でわれわれヒトと長い旅に出ることになります。

人間の体内にある細菌の細胞の数は、人間の細胞の数よりもはるかに多く、人間の便の総重量の半分は細菌が占めており、人間の消化管内ではどんなときでも３００種類から１０００種類の細菌が相互に作用しています。

腸は脳との関係が切れても動く「古くしたたかな臓器」

腸はもともと古い臓器で、脳よりも古くから存在します。

消化管は体内でもっとも進化した器官系で、その理由は、消化管が自然界でもっとも古い器官だという点にあります。

たとえば、原始的な神経ネットワークが備わっている虫には、かなり発達した消化管がある一方で、腎臓《じんぞう》や脳は存在しません。そして、どんな種類の動物にも必ず消化管があります。

全体的に見れば、脳、なかでも会話、言語、推論など高次精神機能をつかさどる前頭葉は、体の中

でももっとも新しい器官です。

それに対して、消化管はもっとも古く、もっとも発達した、そしておそらくもっとも複雑な器官系といえます。

そして驚くべきことに、腸はそれ自身が独立して機能することが可能な、広範な神経ネットワークを有しています。実際に、脳との神経のつながりがすべて取り除かれても、消化管は独自に機能しつづけます。

これを示す典型的な例が「迷走神経離断術」という手術です。これは「脳と腸の関係を切る」手術で、運動機能と感覚機能をつかさどる迷走神経を切除してしまう手術です。

ひと昔前、難治性の胃潰瘍《いかいよう》の患者に対してこの迷走神経離断術という手術が行われていました。胃酸を抑える有効な薬がなかった時代には、脳から胃に胃酸を出す指令を出す迷走神経を切断することで、胃酸を抑えるしか胃潰瘍を治す手立てがない患者さんがいたのです。

この手術によって迷走神経の活動が停止しても、消化管は単独で機能し続けます。

つまり、腸は、脳との関係を切っても「独立して働く」こともできるのです。

この理由から、アメリカの神経生物学者マイケル・D・ガーション（Michael D.Gershon）は脳と腸をそれぞれ「大きな脳」「小さな脳」と名付けました。ただし、科学者のなかには、進化という観点から見た古さと、独立した機能が可能なことから、腸のほうを「大きな脳」と命名するほうが適切なのではないかと主張する意見もあるのです。

つまり、腸内細菌はヒトの根幹に関わる腸という非常に重要な器官に、したたかにも生存の拠点を置いたわけです。

あなたは腸内細菌にマインドコントロールされている

さて、われわれ生物が、体に棲んでいる常在細菌や微生物にどれだけ操られているか、あなたはご存じですか？

「トキソプラズマ」という原虫がいます。

この虫は、ネコの体内に棲み着いて生きるのがいちばん適切にできています。

このトキソプラズマに感染したマウスは、驚くべきことに、ネコの匂《にお》いに対して鈍感になり、ネコにかんたんに捕まり、食べられるようになってしまいます。

この現象は、トキソプラズマ側から見れば、より効率的に終宿主であるネコに到達できることを意味しており、一連の過程は、トキソプラズマという原虫によってマウスにしかけられた「マインドコントロール」（behavioral manipulation〔行動変容〕）と考えられているのです。

このように細菌や微生物によって、生物はさまざまま行動をコントロールされて生きています。

寄生虫は自分の都合のいいように宿主を操る

マウスだけではありません。

「巻貝と吸虫の関係」も知られています。

オカモノアラガイはもともと陸で暮らしている巻貝で、カタツムリの一種です。ふだんの見た目も行動もいたって地味です。

しかし、ロイコクロリディウムという吸虫に寄生されると、このカタツムリの外見ががらっと変わります。

本来、ふだんは暗いところにひっそりと暮らしているにもかかわらず、この吸虫に寄生されると、明るい太陽の射す場所を好むように行動が変容するほか、触角が膨らんで鮮やかな色となり、いでたちも非常にカラフルで派手になります。

結果的に、空から見ても目立って、鳥に食べられやすくなります。

ただ、実はロイコクロリディウムは鳥の体内で産卵する目的を果たすため、カタツムリが鳥にかんたんに見つかって鳥に食べられやすくなるように操っているのです。

「恋愛」も腸内細菌が操っている

細菌や微生物による行動変容は、マウスや貝などにだけ認められるわけではなく、ほかの原始的な生物にもみられます。

実はハエにもみられます。「ハエなんて」と思うかもしれませんが、ショウジョウバエとヒトの遺伝子はよく似ていて、ヒトの病気に関わる遺伝子の約6割は同じなため、ショウジョウバエはよく医学研究に使われています。またヒトと共通のラクトバチルス（乳酸菌）などの腸内細菌を持っています。

ショウジョウバエの恋は食べているエサで決まるのです。

ショウジョウバエでは、その集団を2つに分けて数世代を別々の種類のエサで飼うと、両者のハエを混ぜ合わせても同じエサを摂取した雌雄どうしが交配する現象がみられます。

つまり、同じエサを食べているものどうしが愛し合うわけです。

一つのグループを「糖蜜」で飼い、もう一方を「デンプン」で飼うと、ふつうは糖蜜グループのハエ、デンプングループのハエどうしで交配します。

つまり、食べているものが同じだと、食べたものをエサにして生きている腸内細菌も似てきます。

腸内細菌が同じ者どうしで愛し合うのです。

ただ、このハエたちを抗生物質で処理をすると、この「選り好み」が消失するのです。

実は、ハエがパートナーへ持つ嗜好《しこう》性や行動が、抗生物質で消えた背景には「ある細菌」の存在が関係しています。

ショウジョウバエの腸内で、「ラクトバチルス・プランタラム（Lactobacillus plantarum）」という細菌が作り出す体表炭水水素性の「フェロモン」が、この現象を引き起こしていたのです。

同じエサを食べているショウジョウバエは、その腸内で同じフェロモンを出し合います。同じフェロモンを感じ合ったどうしが「恋」をするわけです。

同じエサを食べている者どうしが結ばれる確率、それはなんと76％。

ハエがどのパートナーと愛し合うか、そんな愛の行動すら、腸内細菌が操っていたわけです。

このようにハエから哺乳《ほにゅう》類までの動物で、細菌が宿主の行動まで変えていることがわかってきています。

腸内細菌は人間の脳やストレスまでコントロールしていた

これまでハエからマウスまで、腸内細菌の「マインドコントロール」を受けていることを説明しました。

「それは動物のことでしょう？　まさか人間にそんなことがあるものか」と思われるかもしれません。

では、人間ではどうでしょうか？

やはり人間の心も腸内細菌に操られています。

それを証明する腸内細菌と人間のメンタルの関係について説明します。

これまでの研究で、脳が胃や腸などの消化管に影響を与えることはわかっていました。

たとえば、気分の変化は胃液の分泌に影響を与えます。ストレスがかかると、消化不良になって食欲がわかなくなることは誰しも経験があるでしょう。

しかし、最近の研究でわかってきたことは、腸内細菌も脳に影響を与えていることです。ダメージを負ってバランスを崩した腸内細菌は、脳に強いストレスを与え、メンタルのバランスを崩すのです。

つまり、腸と脳の関係は、お互いに相互に影響を及ぼし合っている「双方向的な関係」にあるということです。

ある種の自閉症（コミュニケーション能力に支障を来す精神疾患の一種）には腸内細菌の乱れ（ディスバイオーシスと呼ぶ）が関係しています。そして、これはプロバイオティクスによって治療できることがわかってきました。プロバイオティクスとは、医療的な効果を期待して摂る乳酸菌などの微生物のことです。

ある薬剤を母親マウスに注射すると、自閉症と同じ症状のマウスを作ることができます。この母親マウスは腸内細菌が乱れていることがわかっています。

この母親マウスから生まれた子どもマウスも、やはり自閉症の症状を出すのですが、このマウスに乳酸菌などのプロバイオティクスを投与すると、自閉症の症状が改善することが報告されています。

自閉症は、腸内フローラの異常（腸内細菌の異常）が関係していると判明しています。自閉症モデルマウスを調べると、腸の細胞と細胞の間に隙間があり、ウイルスや細菌の作り出す毒素の進入を許してしまう腸（リーキーガット：漏れやすい腸）であることがわかりました。つまり病原体がかんたんに体内に侵入してしまうのです。これを医学的には腸の粘膜の「透過性の亢進《こうしん》」と呼びます。

しかし、整腸作用のある薬を服用させたところ、低下していたコミュニケーション能力が改善することがわかっているのです。

この原因は腸内細菌によって作られる「4EPS」という毒素でした。自閉症マウスの血液中ではこの4EPSが正常のマウスのなんと80倍も増えています。この毒素4EPSを正常のマウスに注射するとコミュニケーション能力の低下がみられます。マウスだけではなく、人間の自閉症患者では血液中の4EPSが増えているということが証明されています。このように自閉症にみられるコミュニケーション能力の障害は腸内細菌が関係していることが強く示唆されているのです。

別の実験では、ラットを拘束して動けなくさせると、ラットにストレスがかかり、ストレスホルモンが分泌されます。ところが、ラットに前もってプロバイオティクス（健康効果を期待して服用する善玉菌）を与えておくと、ストレスホルモンが分泌されにくくなることが判明しました。

つまり、ある種の善玉の乳酸菌を摂って腸内環境を整えておくと、ストレスに対する耐性が生まれるということです。近年、「キレる」子どもの問題がしばしばクローズアップされていますが、腸内環境、すなわち腸内細菌を整えると、キレやすい性格まで緩和される可能性があるのです。

これは腸内細菌によってわれわれの脳が強く影響を受けていることを意味します。

さらに、脳の発達にも、腸内細菌が関わっていることが判明してきました。BDNF（脳由来神経栄養因子）という物質があります。これは筋肉からも分泌されるマイオカインとして先述しましたね。

ＢＤＮＦは、脳の海馬《かいば》などに存在し、神経細胞を活性化し、その増殖を促す物質です。記憶力とも関係が深いとされています。実験的にマウスの腸内細菌をなくしてしまうと、このＢＤＮＦが発現しなくなってしまうのです。

また、脳の海馬の近くに、人間の情動をつかさどる、「扁桃体《へんとうたい》」という場所があります。腸内細菌がないと、扁桃体でもＢＤＮＦが発現しなくなってしまうのです。

つまり、腸内細菌がなくなると、記憶力が低下してしまったり、無感動や無感情になってしまったりする恐れがあるということです。

以上のように、脳と腸は双方向的な関係にあり、特に腸内細菌は直接脳に「語りかける」存在になっています。脳と腸がお互いに影響を及ぼし合っているため、原因不明の精神的・心理的なトラブルは、乱れた腸内細菌による「マインドコントロール」の可能性があります。

民族で違う腸内細菌――ヒトの腸には「コックピット」がある!?

われわれ人間においても新奇的なものを求める「肉食系」の民族と、安定的な生活を求める「草食系」の民族において腸内細菌の種類が異なることが報告されています。

シュノア（Schnorr）らによる報告によると、アフリカのハヅァ（Hadza）族という狩猟民族の腸内細菌と欧米人の腸内細菌を比較検討したところ、大きな違いがみられます。

狩猟民族の持つ腸内細菌は、欧米人と比較すると細菌多様性に富んでいるが、ビフィズス菌は検出されなかったという。食事や生活様式の変化に適応した腸内細菌の変化によって、欧米人が現在持っている農耕系性格を持つにいたった可能性があるというのです。それは民族の特性も腸内細菌が決めているということになります。

以上のように考えてくると、ほんとうの「主役」は人間ではなく、腸内細菌のほうかもしれないという考えが頭をもたげてきます。

人気のアニメ「機動戦士ガンダム」に登場するロボット、「モビルスーツ」には人間が搭乗してガンダムを操る「コックピット」という運転席があります。

もし、人間の腸の中にコックピットがあるとするならば、そこで「操縦桿《そうじゅうかん》」を握っているのは腸内細菌で、われわれは知らない間にその操縦桿に操られて日常生活を送っているのかもしれません。

悲しみや落ち込み、はたまた恋心すら、自分の脳が発したものではなく、はたまた、自分であげたと思っていた仕事の戦果も、実はお腹の中の微生物たちの手柄なのかもしれないのです。

あなたの周囲にいるできるスーパービジネスマンや100歳を超えた百寿者《ひゃくじゅしゃ》のお腹の中にはガンダムの操縦士アムロのような「ニュータイプ」のすぐれた腸内細菌がいるかもしれません。

少し脱線しましたが、実際、腸が全身の健康に大きく影響を与えていることがわかったのです。

たとえば、腸の中で腸内細菌が作り出す毒素である「αシヌクレイン」というタンパク質がありま す。この毒素は、迷走神経という1メートルもある長い神経を伝わって脳に到達し、「パーキンソン病」の原因となります。

パーキンソン病は、手が震えたり、小刻みな歩き方になる高齢者の病気です。

この病気は以前は脳神経の病気と考えられていましたが、最近は腸内細菌由来の毒素によって起こる「腸の病気」だと考えられるようになってきました。

実際、前述した「迷走神経離断術」という脳と腸の神経の関係を切る手術をした人では手術後の経過を長期に観察していくと、パーキンソン病になる人がぐっと減るのです。実際、パーキンソン病の患者は、発症する20年前から頑固な便秘に悩んでいます。

このように、「腸の健康を制するものは、全身の健康を制す」のです。

いったい日本人の腸内細菌はどうなっているの？

さて、この本を手にされたあなたは、腸内細菌について興味がおありでしょう。

日本人の腸内フローラ（腸内細菌叢《さいきんそう》）はどうなっているのでしょうか？

世界の国の腸内細菌と比べて、どんな特徴があるのでしょうか？

ただ、ひとくちに腸内細菌と言っても、ばくぜんとしすぎていて、腸内細菌の細かな名前をバラバラに示しても理解するのが難しいと思います。

腸内細菌を真に理解するには、まず、頭の中に全体像を作ることが大切です。

そこで、ここで「腸内細菌の地図」（次ページの図14、１０３ページの図15）を広げてみましょう。

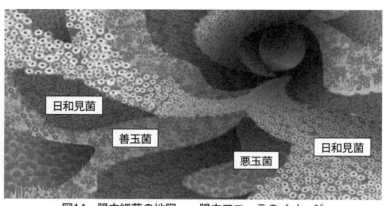

図14　腸内細菌の地図――腸内フローラのイメージ

腸内細菌は、この4つだけ覚えておこう

腸内細菌は、４つの大きなグループでほとんどを占めます。

・バクテロイデテス門（日和見菌）
・ファーミキューティス門（日和見菌）
・プロテオバクテリア門（悪玉菌）
・アクチノバクテリア門（善玉菌）

です。上の図14と次ページの図15での「腸内細菌の地図」を頭に置いてください。

この４つの腸内細菌で１００％近くを占めています。

そして、特に多いのが、バクテロイデテス門とファーミキューティス門です。

この２つで腸内細菌の９割を占めています。

そして、一般社会で名前が有名な「大腸菌（プロテオバクテリア門）」や、「ビフィズス菌＝ビフィドバクテリウム（アクチノバクテリア門）」などは実は数から見れば、かなりマイナーな存在であることがわかります。

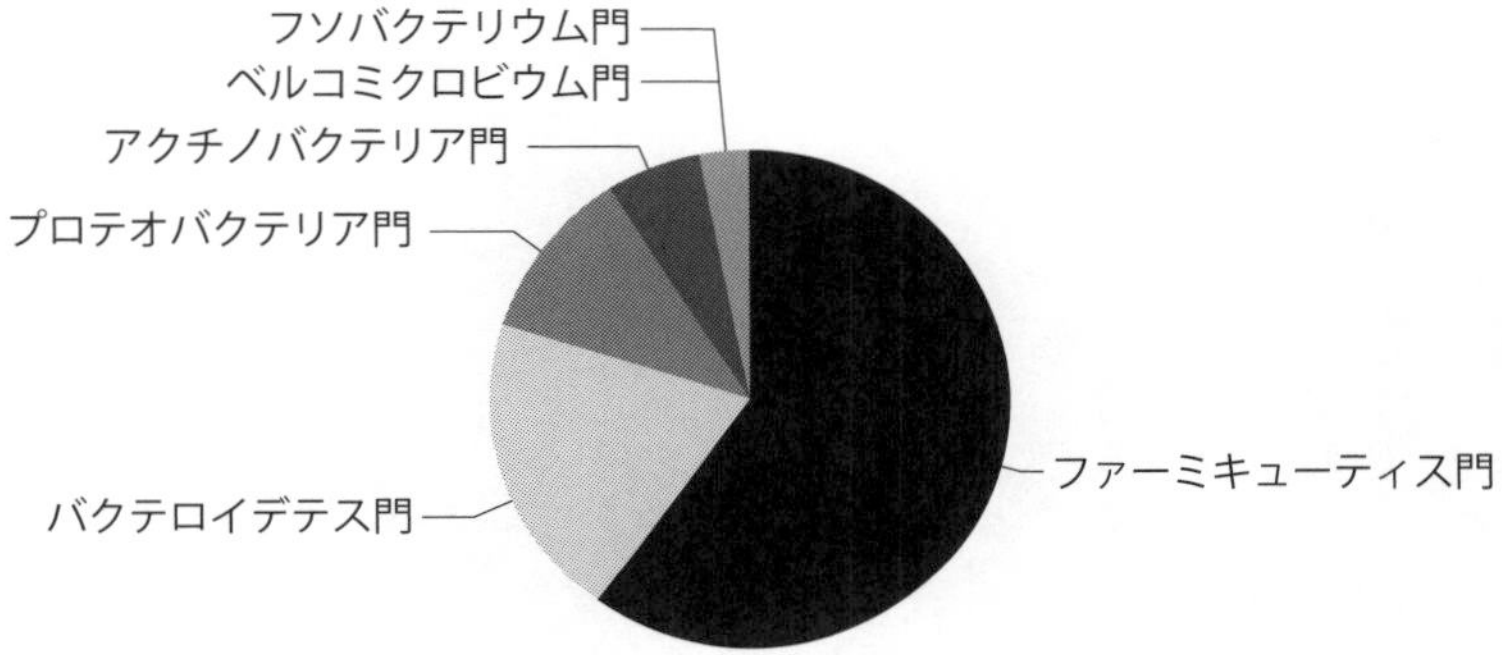

ヒトの腸内細菌は４つの門でほとんどを占めるが、日本人の腸内細菌は６つの門を持っている。このうち、バクテロイデテス門とファーミキューティス門で7～9割を占める。

図15　おもな腸内細菌の分布

基本的にこの４つを覚えておけばよいのですが、他に、最近大きな注目を浴びていて多くの論文が発表されているのが、「アッカーマンシア・ムシニフィラ」（ベルコミクロビウム門に属する）という「次世代善玉菌」と、大腸がんを含むたくさんのがんと関係している「フソバクテリウム・ヌクレアタム」（フソバクテリウム門に属する）です。この２つを知っておけば、ほとんどの腸内細菌の話題についていくことができます。これらについてはこの本全体で説明していきます。

最近のマスコミでは、バクテロイデテス門の細菌を「痩《や》せ菌」などと持ち上げ、ファーミキューティス門の細菌は、「デブ菌」などと悪者にしています。

それは本当でしょうか？

この本の中で真実を述べていきます。

乳酸菌がヒトを糖尿病にしている

これまで、細菌や寄生虫が宿主をうまく操り、あたかもマインドコントロールするように宿主の行動を制御している例が生物界に見られることを説明してきました。

それだけではありません。

腸内細菌は、われわれ人間のエネルギー代謝を操り、「病気に導く」こともわかってきました。興味深い研究があります。『ネイチャー（Nature）』という一流の科学誌に２０１３年に発表された論文です（Karlsson, Fredrik H., et al. "Gut metagenome in European women with normal, impaired and diabetic glucose control." Nature 498.7452（2013）: 99.）。

この研究では、糖尿病を発症する前、すなわち血糖が上がってくる前の段階にある人の腸内細菌を前もって手に入れておきました。つまり糖尿病になる5年前の便を保存しておき、その後糖尿病になった人とそうでない人の腸内細菌を比べたのです。

すると、糖尿病になる人には糖尿病を発症する5年前に、すでに「ある細菌」が増えていることがわかりました。

つまり、「食べ過ぎて糖尿病になったから腸内細菌がそうなった」のではなく、「そういう腸内細菌を持っているから糖尿病になった」、「菌が人を糖尿病にした」と言えるのです。

5年前の腸内細菌を見ることで、糖尿病になるかどうかが予見できるというわけです。

そして、その腸内細菌は、なんと「乳酸菌」だったのです。

ラクトバチルス・ガッセリーＪＶ-Ｖ０３（Lactobacillus gasseri JV-V 03）という乳酸菌を腸内に

持っている人は糖尿病になりやすかったのです。

ある腸内細菌が存在すると、代謝が悪くなり、血糖が上がりやすくなるということです。

実は、糖尿病患者のお腹の中には乳酸菌（ラクトバチルス）が多いことは複数の論文で報告されています。しかも、このことは日本人でも中国人でもイギリス人でも同様の結果で民族差はないことがわかっています。

《・日本人の論文　Sato,Junko,et al. "Gut dysbiosis and detection of "live gut bacteria" in blood of Japanese patients with type 2 diabetes." "Diabetes care 37.8 (2014): 2343-2350."

・中国人の論文　Qin,Junjie,et al. "A metagenome-wide association study of gut microbiota in type 2 diabetes." "Nature 490.7418 (2012): 55."

・イギリス人の論文　Karlsson,Fredrik H.,et al. "Gut metagenome in European women with normal, impaired and diabetic glucose control." "Nature 498.7452 (2013): 99."》

便を採って腸内細菌を調べる腸内フローラ検査をするクリニックも増えています。しかし、糖尿病患者の腸の中で乳酸菌が増えていることを知らない医師のほうが多いので、患者から、

「先生、乳酸菌って善玉菌ですよね？　僕は糖尿病でお腹の調子も最悪ですし、体はボロボロなのに、どうして乳酸菌が多いんですか？」

と聞かれても医師は首をひねってしどろもどろになってしまいます。

一般的に「体によい」とされている乳酸菌の仲間（ラクトバチルス・ガッセリー〔L. gasseri〕、ラ

クトバチルス・ロイテリー〔L. reuteri〕、ラクトバチルス・カゼイー〔L. casei〕など）が糖尿病患者で増えているということは意外ですし興味深いものですが、腸内細菌の知識はこのように「常識はずれ」で意表をつかれることが多いのです。

この意義をどうとらえるかはこれからの課題です。

現時点では、増えている菌の種類も大切ですが、それ以上に、腸内細菌の乱れや偏り《かたよ》（ディスバイオーシス）といったバランスの乱れがより健康被害を生じさせると考えられています。

いずれにしても、腸内細菌が人を糖尿病に導く可能性が示唆されていることは「腸内細菌が人間の代謝すら操っている」ということにほかなりません。

カーター元アメリカ大統領を救ったのは腸内細菌

元アメリカ大統領のジミー・カーター（Jimmy Carter）は、２０１５年の8月、脳にメラノーマというがん（癌）を患っていると公表しました。しかし、その数ヵ月後には「免疫療法」によって一部消滅したことが発表され、さらに翌年の3月には、これ以上治療を受ける必要はないほどになりました。

実は、彼をがんから救ったのは腸内細菌だったのです。

カーター氏が受けたがん治療は、「がん免疫療法」です。

免疫療法のなかでも彼が治療に使ったのは、免疫チェックポイント阻害薬「オプジーボ（一般名：

ニボルマブ）」と呼ばれる新しいがん治療薬で、この治療法のメカニズムは２０１８年にノーベル生理学・医学賞を受賞した日本人、本庶佑《ほんじょたすく》博士の研究の成果です。

ただ、このオプジーボが効くかどうかは、患者の腸の中の「アッカーマンシア・ムシニフィラ」という腸内細菌が決めていることがわかりました。

このアッカーマンシア・ムシニフィラは、１０３ページで述べたとおり「次世代の善玉菌」と言われています。この菌が腸内にいない患者では、オプジーボが効かないのです。

カーター氏を救ったのはこの腸内細菌だったのです。すべては腸内細菌次第というわけです。

これまで善玉菌と言えば、乳酸菌やビフィズス菌を思い浮かべたと思いますが、最近非常に脚光を浴びているのがこのアッカーマンシア・ムシニフィラです。

なにしろ、アッカーマンシア・ムシニフィラは、肥満を防ぐ作用があることもわかっています。

そして実は、このアッカーマンシア・ムシニフィラを増やすのが、「ブドウやクランベリーに含まれるポリフェノール」と日本人が愛飲してきた緑茶の中の「エピガドカテキンガレート」であることがわかっています。

動脈硬化になるかどうかも腸内細菌が決める

肉や卵の中に含まれる「コリン」ですが、「肉を食べると動脈硬化が進む」という論文が数年前から話題になっていました。

定期的な赤肉（牛肉、豚肉）や卵の摂取によって、コリンを摂ると、腸内細菌がＴＭＡＯ（トリメチルアミンN-オキシド）の生産を促進し、動脈硬化を強力に進行させることがわかっていました。

ただ、さらなる研究によって、同じコリンを摂っても、ＴＭＡＯが作られず動脈硬化が起こらない人と、ＴＭＡＯが過剰に産生され、動脈硬化が進行しやすい人がいることがわかってきました。

そして、これも腸内細菌の違いによるものだったのです。

つまりは、抗がん剤の効きやすさも、血管の老化（動脈硬化）も、すべては腸内細菌の思うがまま、というわけです。

暴走した腸内細菌があなたをがんに導く

大腸がんの患者さんの腸の中には「フソバクテリウム・ヌクレアタム」という腸内細菌（１０３ページ参照）が増えていることがわかりました。

この菌は口の中に存在する細菌（口臭《こうしゅう》〔硫化水素〕産生菌、歯周病菌）で、大腸がんにとって、胃がんにおけるピロリ菌のような存在と考えられてきています。

つまり、歯周病菌が大腸がん患者の腸の中にたくさんいることから大腸がんの原因菌もしくは進行を進める菌であることが疑われているのです。

それだけではなく、実は食道がんにおいては、フソバクテリウム・ヌクレアタムのＤＮＡが陽性の食道がんの予後が悪いことまで報告されています。

また、フソバクテリウムのDNAが膵臓《すいぞう》がんの組織で認められたことも報告されています。これまで無菌状態と信じられていた膵臓の組織の中に、培養が難しいとされている微生物であるフソバクテリウムが検出されたことは非常に興味深いほか、さらにフソバクテリウム陽性の膵臓がんは予後が悪いことまで判明しています（Mitsuhashi, Kei, et al. "Association of Fusobacterium species in pancreatic cancer tissues with molecular features and prognosis." Oncotarget 6.9 (2015): 7209.)

そのほか、実は、虫歯などで歯を失っている人は、胃がんのリスクが2倍、食道がんのリスクが、1・46倍であり、虫歯でよく見られる細菌である「ポルフィロモナス・ジンジバリス」(Porphyromonas gingivalis）の存在は、膵臓がんや食道がんのリスクを高めることも報告されています（Ahn, Jiyoung, Stephanie Segers, and Richard B. Hayes. "Periodontal disease, Porphyromonas gingivalis serum antibody levels and orodigestive cancer mortality." Carcinogenesis 33.5 (2012): 1055-1058.)

このようなことから、現在では鶴見大学歯学部のように、口の中の有害菌である、先述のフソバクテリウム・ヌクレアタムや、ポルフィロモナス・ジンジバリスといった口の中の細菌を除菌する「リプレイスメント・セラピー」という自費診療を開始している医療機関もあります。

お腹ポッコリの人、そうでない人の差を生むもの

次ページに掲げたものは、アフリカの難民の子どもの写真です。

お腹がポッコリと腫《は》れていますね。

これは腹水がたまっているわけではありません。

このポッコリお腹の中では大きく肝臓が腫れているのです。

この病気を「クワシオルコル（kwashiorkor）」といいます。

肝臓に脂肪がたまり、「脂肪肝」になって腫れてしまい、お腹全体を占めている状態です。

これは「飢餓による脂肪肝」です。

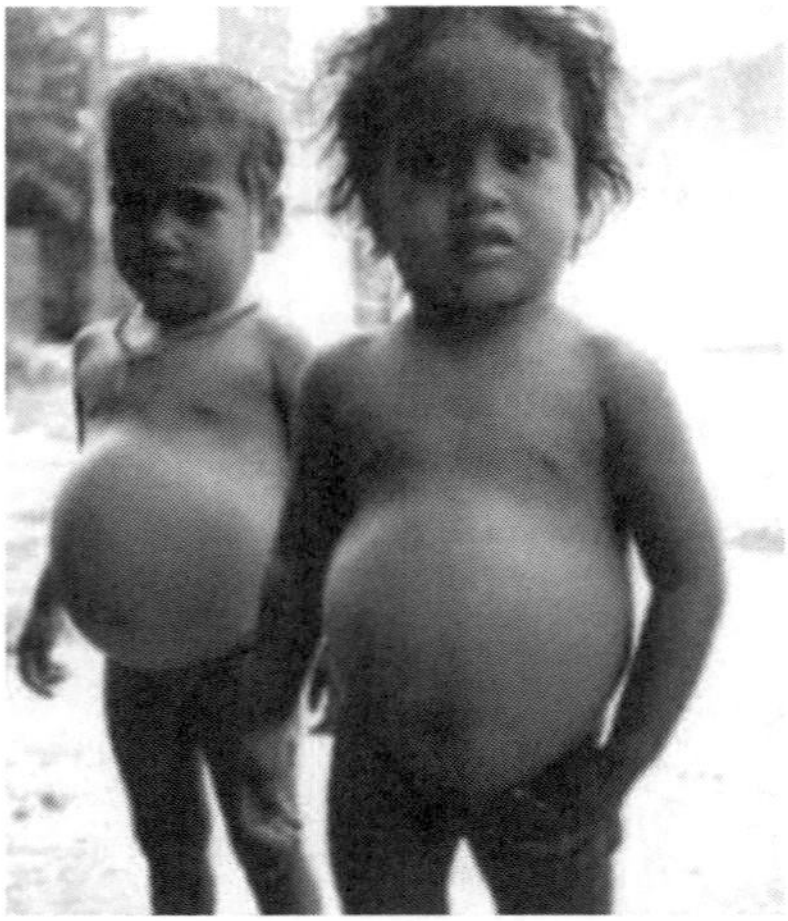
クワシオルコルに罹患した難民の子

現代の日本では、脂肪肝と言えば、一般的に食べ過ぎや運動不足から内臓肥満となり、肝臓に脂肪がたまった人をイメージしますね。

つまり、「過栄養による脂肪肝」です。

一方、アフリカなど貧しい地域では、逆に飢餓によるタンパク質不足で脂肪肝になる人が多いのです。それがクワシオルコルです。

このクワシオルコルというのは、多くは1歳から4歳の小児に見られます。ジャマイカの小児科医シシリー・D・ウイリアムズ（Ciceley D.Williams）が１９３５年に報告した病気です。

通常、私たちが炭水化物を食べると、腸から吸収されたエネルギーは腸から血液の流れに乗り、肝臓にたくわえられます。そして、そのエネルギーは肝臓から「アポ蛋白《たんぱく》」というタンパク質の乗り物に乗せられて全身の細胞に届けられるのです。

つまり、肝臓から全身に栄養を届けるのにはタンパク質が必要なのです。

ところが、飢餓になるとこのタンパク不足が起きるため、肝臓から各臓器へのエネルギー輸送ができなくなります。

すると、食べたエネルギーがすべて肝臓に蓄積されたままとなってしまい、ひどい脂肪肝になるのです。これがクワシオルコルの正体です。

ところが、驚くべきことに、兄弟で同じように飢餓状態で育っていても、クワシオルコルになる子どもとならない子どももがいるのです。これも腸内細菌の違いということがわかっています。

つまり、腸内細菌がその人のタンパク合成や筋肉の合成を決めているのです。

特殊性が目立つ日本人の腸内細菌

日本人の腸内細菌は非常に独特で、世界のどの国の腸内細菌と比較しても一線を画しています。

次ページの図16では、X軸とY軸に腸内細菌の遺伝子をプロットして、各国の国民の腸内細菌の類似性を示しています。

しかし、図を見ると、日本人の腸内細菌叢の遺伝子は、世界のどこの国とも似ていません。かなり特殊です。オーストリアやフランス人と似ているものの重なりは非常に少ないのです。

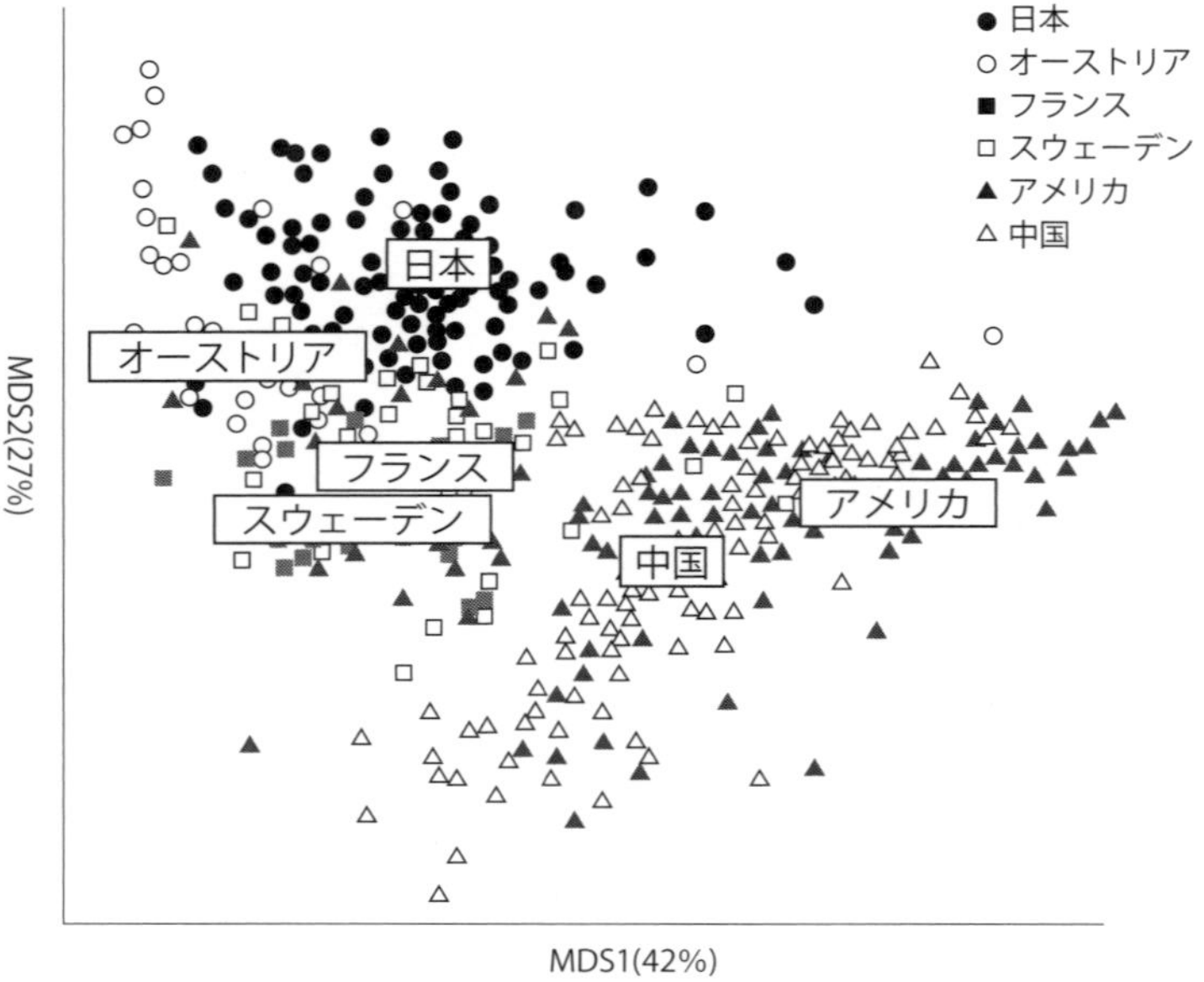

図16　6ヵ国の国民の腸内細菌の類似性

一方で、中国とアメリカ人の腸内細菌は酷似しています。両国は地理的に非常に離れており、政治的にはウクライナ侵攻でも相反しているのに便は一緒なのです。腸内フローラにはまだ未知の要素がありそうです。

この2つの国の共通点は、食品に大量の抗生物質が使われていることだと推論されています。

なぜ、抗生剤を食物に使うのでしょうか？

家畜を感染症から守るためではありません。それは、抗生物質を家畜に飲ませると、家畜がすぐに太ってくれるからです。こういった意味で、なるべく食品選びには気をつけなくてはなりません。

日本人の腸内細菌の特徴は、ビフィズス

菌（アクチノバクテリア門の中のビフィドバクテリウム）が多いこと。プレボテラが少ないこと。「痩せ菌」などと言われているバクテロイデテスが少ないこと。炭水化物を処理する腸内細菌叢が多いこと。水素から短鎖脂肪酸を作る作用が強く、水素からメタンを産生する作用が少ないことです。

加えて、腸内細菌叢に強い男女差があることが顕著であり、日本人男性にはプレボテラが多く、特に軟便の男性には大腸がんと関わっているといわれているフソバクテリウムとビロフィラが極端に多いことがわかりました。日本人男性の腸内環境はあまり良いとは言えないようです。

フソバクテリウム陽性の大腸がんは、脂肪の多いウエスタンダイエット（西洋食）と相関していますので、日本人のお腹がゆるい男性はなるべく脂肪を避けたほうがよいようです。

ビロフィラは、アフリカ系アメリカ人の大腸がん患者に多い菌で、硫化水素を産生し、脂肪肝炎を悪化させる好ましくない菌とされています。

それに対して日本人女性にはビフィズス菌（ビフィドバクテリウム）、ルミノコッカスという発酵を起こす菌、アッカーマンシア・ムシニフィラという善玉菌が多く、いかにも健康に良さそうな菌が並んでいます。アッカーマンシア・ムシニフィラは、人口の5％が持っていると言われており、「ブルーゾーン（世界の5つの長寿地域）」の1つ、沖縄県の大宜味《おおぎみ》村の長寿者の腸内細菌に多い菌です。

これらの所見は、男性より女性のほうが長生きのことの原因の一つかもしれません。

男性とは反対に女性には便秘が多く、便秘の女性ほどビフィズス菌が多いことがわかりました。

これまでこういった多くの腸内細菌のデータは、海外から来たものでした。

本研究のように、〝日本人のための〟腸内細菌研究が必要だということがわかります。

パプアニューギニア高地人は肉を食べないのになぜ筋肉隆々なのか？

さて、ほんとうに肉は筋肉合成のために必須なのでしょうか？

世界には、肉を食べないのに筋肉隆々の民族がいます。筋肉にとってほんとうにタンパク質は必要か、を考えてみましょう。

パプアニューギニア高地人たちの筋肉を見てみてください（上の写真）。

彼らは別にウエイトトレーニングをしているわけではありません。

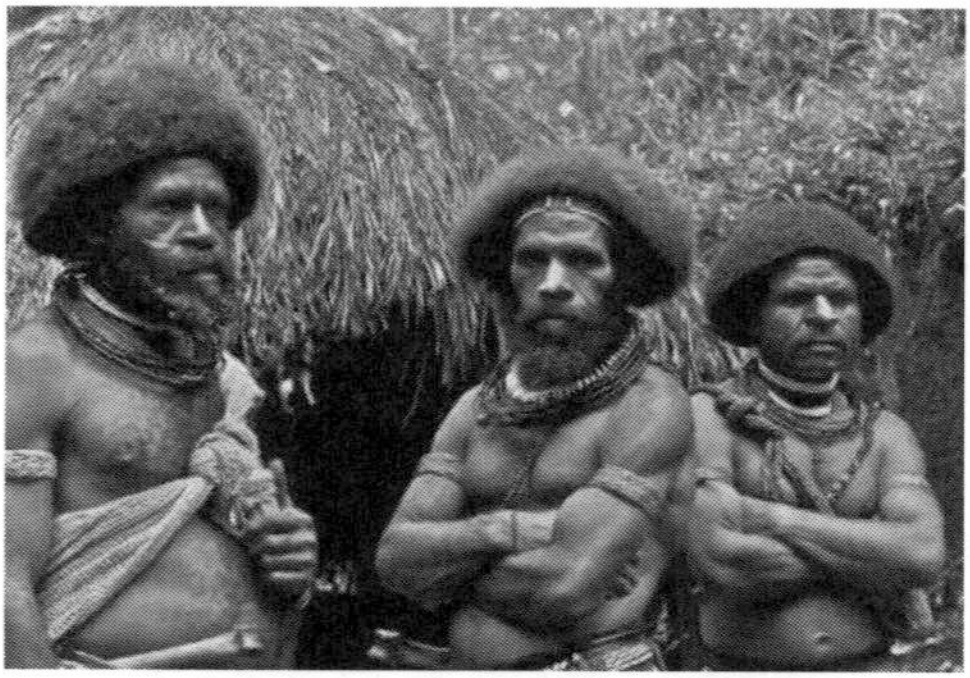

パプアニューギニア高地人の男たち

そして、タンパク質摂取量は、日本人の約半分です（日本人の1日あたりのタンパク質摂取量は80グラム、パプアニューギニア高地人は40グラム）。

彼らの主食はさつまいもです（次ページの写真）。

しかも1日1・5キロものさつまいもを食べています。

肉は、年に2回くらいお祭りのときに豚肉を焼いて食べるのみです。

タンパク質を摂らなくても、こんなに筋肉隆々な姿でいることができるわけです。

対照的に、太平洋戦争でパプアニューギニアの方面戦線で捕虜となり、現地でさつまいもをもらって食べていても、日本人はうまくさつまいもを筋肉に変えることができませんでした（116ページの写真）。

これこそ腸内細菌の差と考えられます。

実は、パプアニューギニア高地人の腸内には、「窒素固定菌」という細菌がいると考えられています。

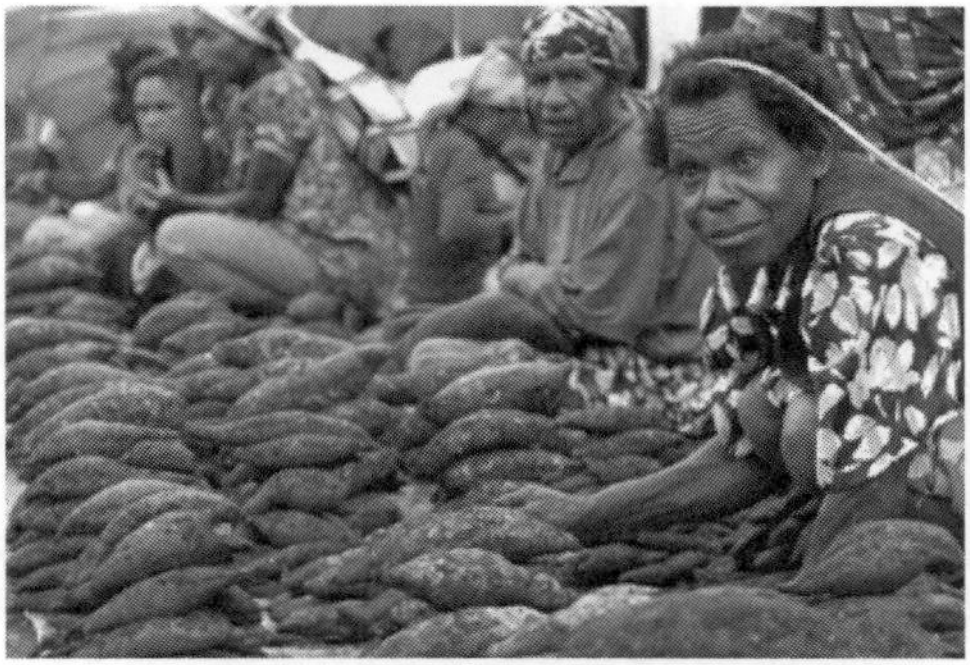
さつまいもが山積みされた市場の風景

彼らが主食としているさつまいもを食べると、腸内にたくさんの窒素が生まれます。さつまいもに含まれている炭水化物を窒素固定菌は分解し、アミノ酸を作ります。

このアミノ酸から筋肉が作られるのです。

パプアニューギニア高地人は、さつまいもを食べて筋肉を増やしていたのでした。

対しての日本人は、豆や野菜、果物を食べて筋肉を増やしているのです。

別に、肉を食べているからといって、決して筋肉が多いわけではありません。

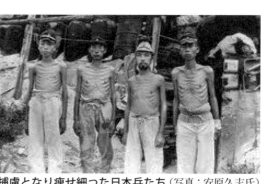

捕虜となり痩せ細った日本兵たち（写真：安原久志氏）

日本人の長寿村の調査を見ても、肉を食べなくても長生きしている人はたくさんいます。

また、宗教的な理由で肉を食べない人もいます。ヴィーガンの人もいます。

しかし、彼らが特に短命であるという報告もありません。

フランシスコ・ザビエルが驚嘆した「粗食」でも元気な日本人の姿

1549年8月15日、日本にキリスト教の布教に訪れたスペイン人神父がいました。聖フランシスコ・ザビエルです。

かつて彼はこう言っていました。

「日本人の食事は非常に質素で貧しい。

日本人は、自分で飼っている家畜を殺さないし食べない。

米・麦飯と野草とわずかな果物しか食べない。しかし、これだけ質素な食事をしていても日本人は意外なほど健康で長生きしている者もいる。日本人の体質は、わずかな食物を食べるだけで健康な民族である」

と驚嘆し、本部へ向けた書簡の中で、この疑問をしたためているのです。

日本人の腸内細菌研究によると、日本人の腸内細菌には海苔《のり》の中に含まれるポルフィラン（紅藻類の細胞壁で見つかった炭水化物）を分解する酵素を持っている腸内細菌（バクテロイデス・プレビウス）が多いことがわかっています。

日本人の90％が海苔を分解する酵素を持っています。

しかし隣国である中国を含む世界各国の人の腸内細菌では15％程度しかこの酵素を持っていません。

このような腸内細菌の違いが、フランシスコ・ザビエルの疑問の答えだと思われます。

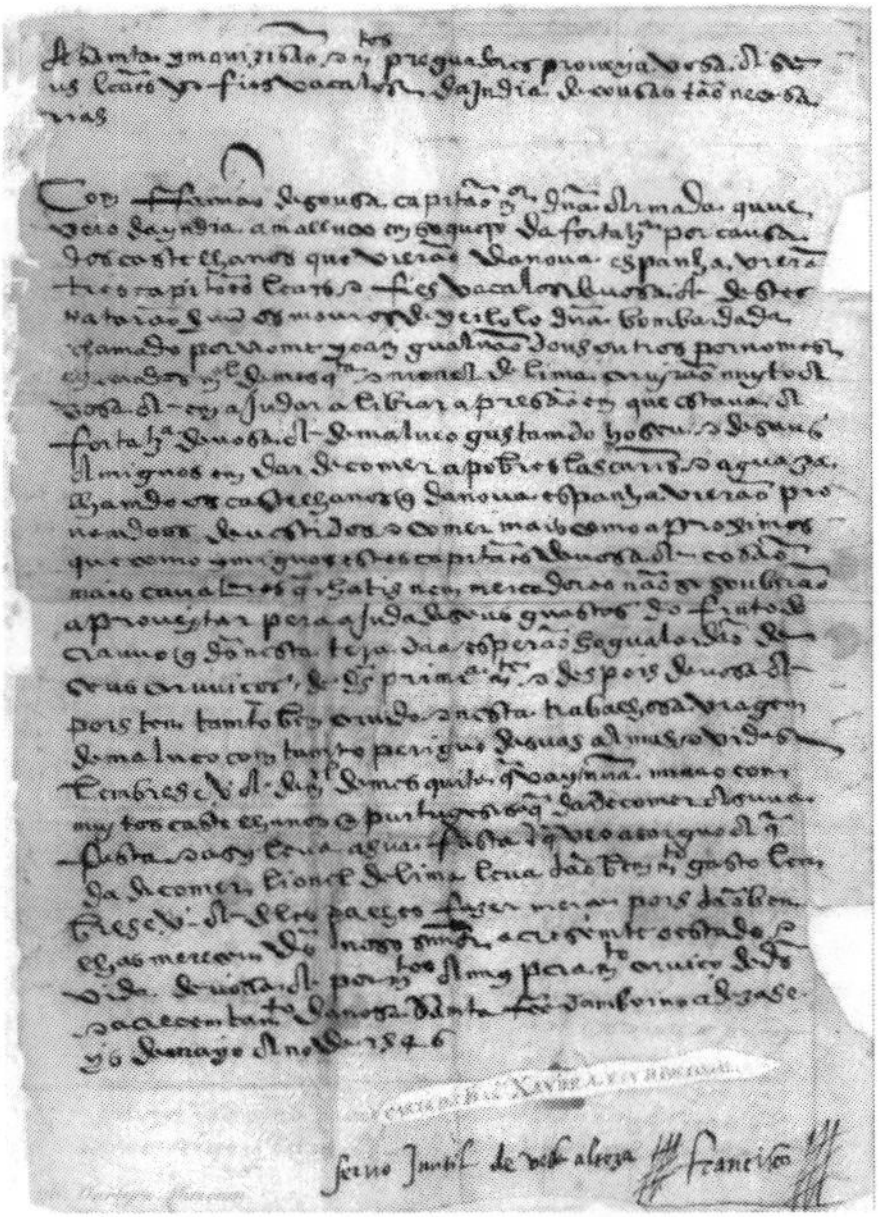

日本人の食を記すザビエルの書簡

日本人は、明治になるまでほとんど肉を食べませんでした。

野菜や海藻類、魚介類を食べるのみでした。それで栄養を保ってきたのです。

あらためて、日本人にとって肉や牛乳をたくさん摂ることばかりが栄養学的によいことなのか、腸内細菌の見地から見直す必要があります。

日本人の腸内細菌は特殊です。そんな腸内細菌を持っている日本人にとって、筋肉を増やすためには、肉だけではなく、日本食に含まれる、海藻類、豆、野菜、果物、味噌汁が有効だという研究結果が発表されてきました。それは、フランシスコ・ザビエルが４７２年前に疑問に思った答えを出してくれているのです。

なぜ、草食動物の牛や馬の筋肉が多いのか？

こういう謎（パラドックス）は、人間だけではなく、動物にも当てはまります。

牛や馬は、草食動物であり、肉は食べず、草だけを食べています。

にもかかわらず、筋肉がモリモリと発達しています。

実は、馬の胃には細菌が棲んでいません。

草に含まれている微量のタンパク質をそのまま吸収しています。

したがって草をたくさん食べて筋肉を維持しています。

それに対し、牛は、胃の中に大量に細菌を飼っています。

その細菌が草から大量のタンパク質を作ってくれています。

牛はそのタンパク質と微生物を両方とも消化して吸収しているので、あれほど筋肉隆々なのです。

これまで説明してきたように、われわれと共存し、進化してきた腸内細菌について深く知らないと、ほんとうの健康や栄養素については正しく理解できないということです。

日本一長寿の街・京都府京丹後《きょうたんご》市の衝撃

京都府の京丹後市という日本海側の地域があります。

京丹後市には、長寿者が多いので有名です。

しかも長生きだけではなく、これまで述べてきた、70歳の壁を越えるのに重要な、筋肉の量が多いのです。

だから、サルコペニアが少ない。寝たきりが少なく、健康長寿の人が多いことになります。

同じ京都でも、より都会の京都市内の高齢者よりもずっと元気で長生きの人が多く、古くから日本有数の長寿地域として有名です。

ギネス世界記録にも登録されていますが、世界でもっとも長生きした女性は、ジャンヌ・カルマンさんで、１２２歳でした。

世界の男性で歴代もっとも長生きだったのは、木村次郎右衛門氏で１１６歳と54日まで長生きしましたが、彼もこの京丹後市で一生のほとんどを過ごしました。

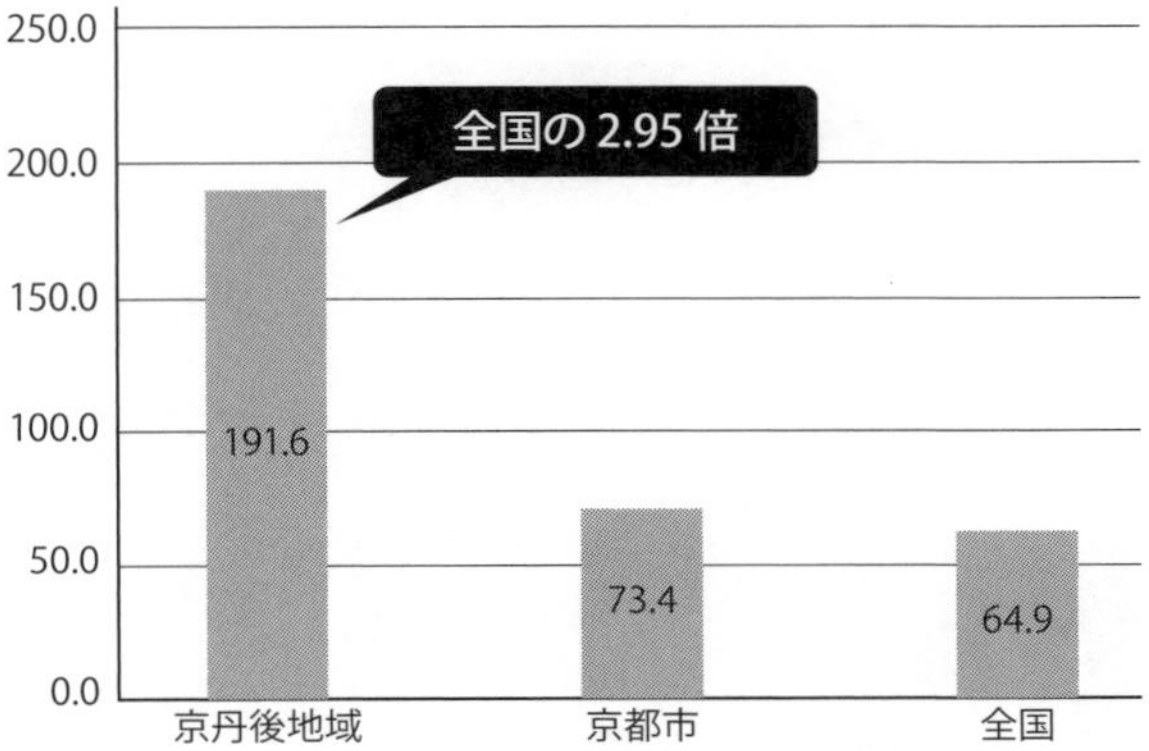

図17　人口10万人あたりの百寿者

表２　平均寿命都道府県ランキング

順位	2000年		2015年	
	男性	女性	男性	女性
1	長野県 78.9	沖縄県 80.1	滋賀県 81.8	長野県 87.7
2	福井県 78.6	福井県 85.4	長野県 81.8	岡山県 87.7
3	奈良県 78.4	長野県 85.3	京都府 81.4	島根県 87.6
4	熊本県 78.3	熊本県 85.3	奈良県 81.4	滋賀県 87.6
―	⟆			
44	佐賀県 77.0	茨城県 84.2	和歌山県 80.0	秋田県 86.4
45	高知県 76.9	栃木県 84.0	岩手県 79.9	茨城県 86.3
46	秋田県 76.8	大阪府 84.0	秋田県 79.5	栃木県 86.2
47	青森県 75.7	青森県 83.7	青森県 78.7	青森県 85.9

＊小数点２位以下を略（同数値での順位はこれによる）

日本の人口10万人あたりの１００歳以上の人口は、全国平均では65人、京都市内では73人なのに対し、京丹後市では、１９２人と圧倒的に多いのです。

全国と比較すると実に約3倍も長寿です（２０２１年1月1日現在）。

実は、浦島太郎伝説は、京丹後市と同じ伊根町といった「丹後地域」が発祥であり、昔から長寿にちなんだ話題が多いのがこの地域です。

日本一短命の街・青森県弘前市岩木地区での研究

それと比較して日本でもっとも短命な地として名をはせるのが青森県です。

青森県は、日本一の短命県です。

都道府県別平均寿命ランキングが発表された１９６５年から、ほとんどの年度で最下位の座を譲ったことがありません。

現在、京丹後市とこの弘前市岩木地区において寿命の差に関する協同研究が、14の大学と連携されて比較研究が行われています（和歌山県立医科大学、京都府立医科大学、名桜大学等）。

これを「岩木健康増進プロジェクト」といいます。

青森県では、あらゆる世代の死亡率が高く、特に40歳、50歳代の死亡率が群を抜いています。がん、脳卒中、心疾患などの死亡率が高く、糖尿病にかかる率、糖尿病での死亡率、自殺率が全国ランキングのなかでも非常に高いことがわかっています。

その原因として、生活習慣が思わしくないことが判明しました。

たばこを吸う人が多く、たくさんお酒を飲む人が多く、食塩摂取量、肥満率が多く、野菜摂取量が少ないのです。

その他、医療機関への受診が遅いことや、健診の受診率が低いことが挙げられます。

それに対し、寿命が長い京丹後の人たちは、青森県岩木地区の人たちと比較すると以下のことがわかりました（京都府立医科大学大学院医学系研究科循環器内科学・的場聖明教授「京丹後長寿コホート研究から考える健康長寿最前線」より）。

①京丹後地域の人は、すぐに睡眠に入ることができる（就寝に要する時間：京丹後３～５分、岩木地区12～20分）

②京丹後地域の人は、パーソナルなことを話せる友人が多い（親しい友人の数：京丹後４・１人、岩木地区３・３人）

③京丹後市の人は、男性が家事にかける時間が長く自分のことを自分でやろうとする（男性が家事にかける時間：京丹後2・8時間、岩木地区2時間）

④京丹後地区の人では、同居する人数が少なく、独立して動ける人が多い（同居人数：京丹後2・6人、岩木地区3・3人）

この結果の解釈は、どう考えたらよいのでしょうか？

京丹後市の人たちは、高齢になっても、筋肉がおとろえず、自分のことを自分でやる「自立力」が備わっています。

ですから、身の回りの仕事や家事も他人まかせにしないで、自分でどんどん動いてやる。だからこそ、しっかり心地よい睡眠がとれているのでしょう。

「できるだけ他人の世話になりたくない」と思っている住人が多いため、同居する家族も少なくて生活できています。

このため、歳をとっても家庭に閉じこもること無く、友人となんでも話せる関係を維持することができています。

フレイル（虚弱）のことは、前に説明しましたが、ただ筋肉が衰えて寝たきり寸前になってしまう「身体的フレイル」もありますが、体が弱くなってしまうせいで家に閉じこもり、社会との関係性を失う「社会的フレイル」があります。

京丹後市の高齢者はこの社会的フレイルに陥ることが少ないのです。気のおけない友人の数が多いことはその証明でしょう。

また、筋肉が多いことは、万病の元である糖尿病になりづらくなることを意味します。

つまり、筋肉の多さこそが、京丹後市の長寿を支えているのです。これこそ、70歳の壁を越える秘訣《ひけつ》と言ってもいいでしょう。

平均寿命と健康寿命には差が約10年ある

日本人の「平均寿命」は男女とも80歳を優に超えています。

医療の発達により、平均寿命は伸びてきました。しかし、他人からの介護もしくは介助を必要としないで、健康に生きていられる寿命、つまり「健康寿命」の伸びはそれほど見られていません。

そして、平均寿命と健康寿命には、約10年間の差があります。

人生の終わりには、このような他人に面倒をみてもらわなくては自立的に生きられない時間が待っているということです。

この最後の10年間をいかに短くして、最後まで自分の足で歩き「ピンピンキラリ」と自分の意思でいきいきと活動できるか。それが問われています。

そして、それを叶えるのは、よい筋肉を作り、筋肉量を保つことなのです。

では、筋肉量を保つにはどうしたらいいのか？

その方法が今、前述した京丹後市の研究においてわかってきたのです。

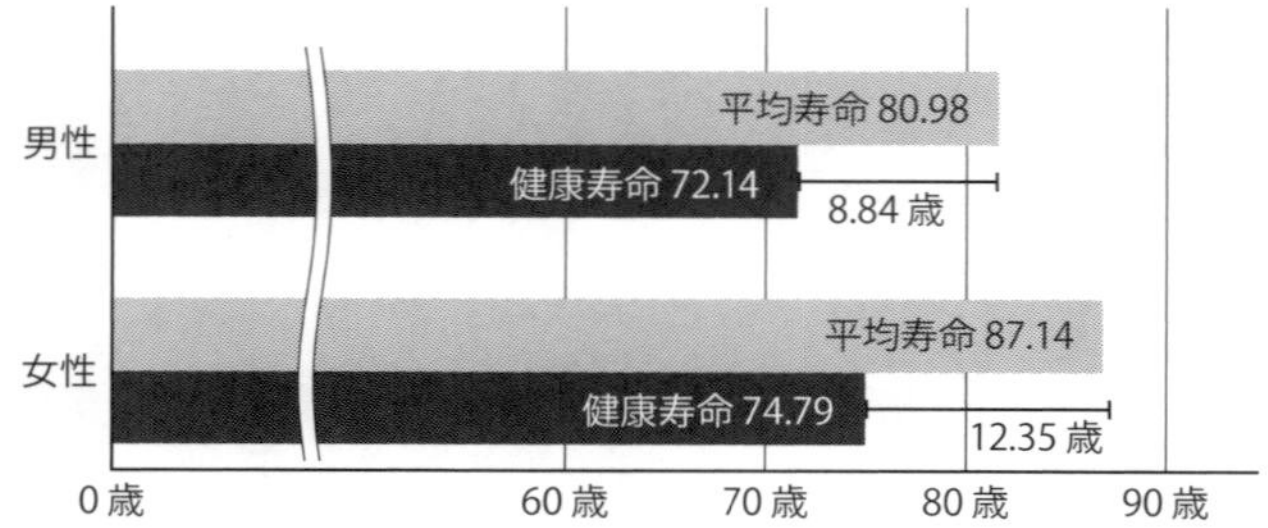

内閣府 平成30年版高齢社会白書（概要版）

図18　平均寿命と健康寿命

京丹後市の人には「腸」健康長寿者が多い

一部は前述もしていますが、京丹後市の高齢者は、ただ単に平均寿命が長いだけではなく、高齢になっても筋肉が保たれており、寝たきりが少ない。非常に健康寿命が長いのが特徴です。

京丹後市の長寿研究でわかってきた新事実は、健康長寿が多い京丹後市の高齢者においては、

①腸内細菌のなかで、悪玉菌（プロテオバクテリア）が少ない
②大腸がんが少ない
③血管年齢が若い
④認知症患者が少ない

ということでした。

そのなかでも、①と②に注目してみましょう。

「京丹後市の健康長寿者の腸には悪玉菌が少なく、大腸がんが少ない」というものです。

彼らの秘密は腸にあるのです。「腸」が非常に健康なのです。

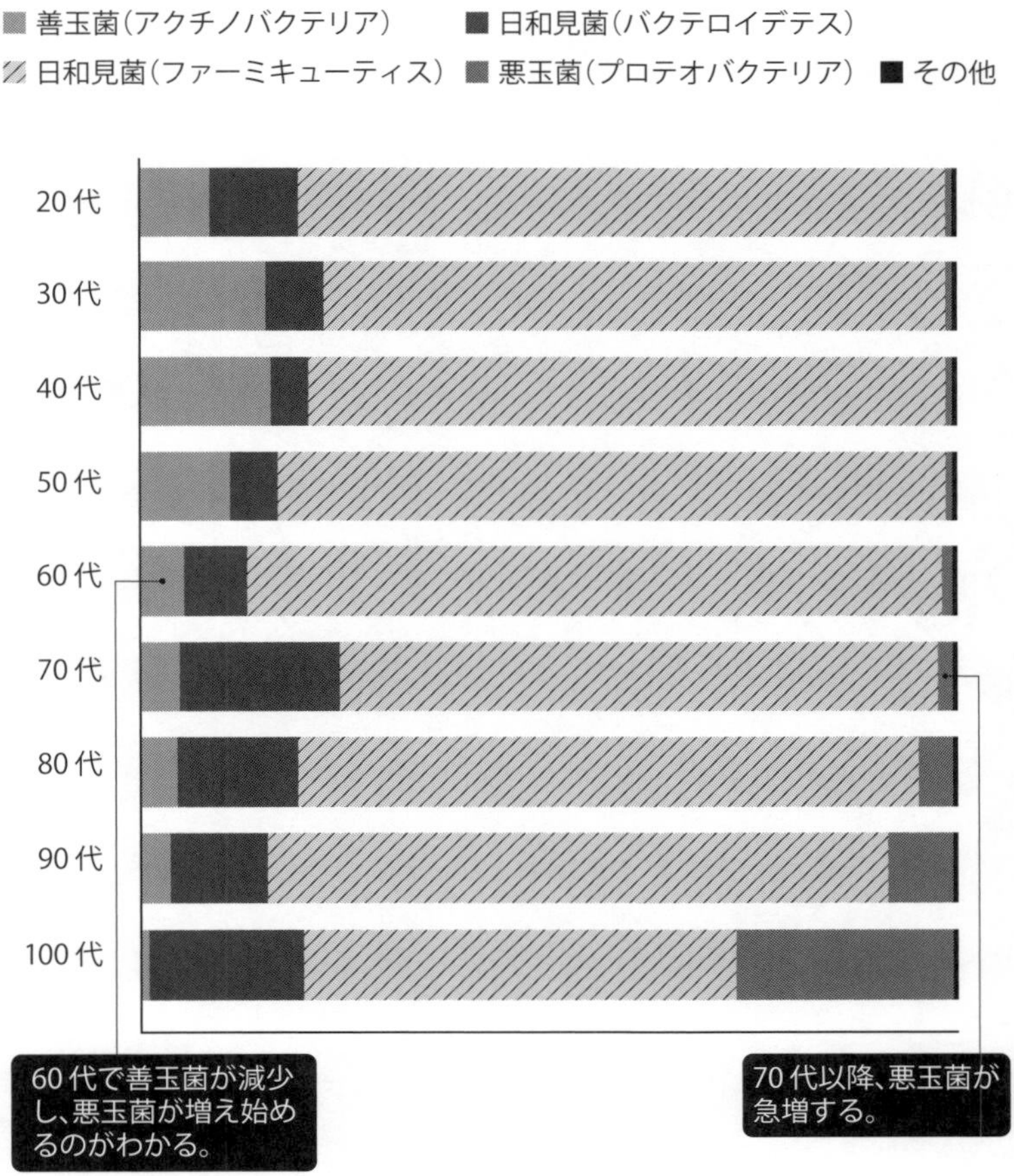

日本人の長寿者には、悪玉菌（プロテオバクテリア）が少ないことがわかっている。プロテオバクテリア門の細菌の代表は、大腸菌、ピロリ菌、サルモネラ菌などである。

Odamaki T,et al.BMC Microbiol.2016

図19　加齢とともに増殖する悪玉菌

70歳で起こる「腸の壁」とは？

腸内細菌のなかには、いわゆる「悪玉菌」があります。

対する「善玉菌」とは、私たちの健康に良い働きをする菌です。

善玉菌は通常、酸素を嫌います。酸素に触れると死んでしまいます。このような菌を「嫌気性菌」と呼びます。

それに対して、悪玉菌の代表が、大腸菌、サルモネラ菌、腸炎ビブリオ菌、コレラ菌、ピロリ菌などのわれわれに病原性を持つ菌です。

これらの悪玉菌は、酸素を好みます。酸素があっても生きていけるので「通性嫌気性菌」と呼びます。

これらの菌は歳をとって60歳～70歳以降急激に腸内で増えてきます（１２５ページ図19のプロテオバクテリア門）。

地球創世期のところで説明したとおり、健康な腸の中は「無酸素状態」です。人がもし腸を頭からかぶったら窒息してしまいます。酸素がないことがよい腸の環境であり、善玉菌がしっかり働いてくれるよい環境なのです。

ところが、腸に加齢というストレスが加わり、腸の粘膜が不健康な状態になると、腸の粘膜の酸素濃度が上がってきます。

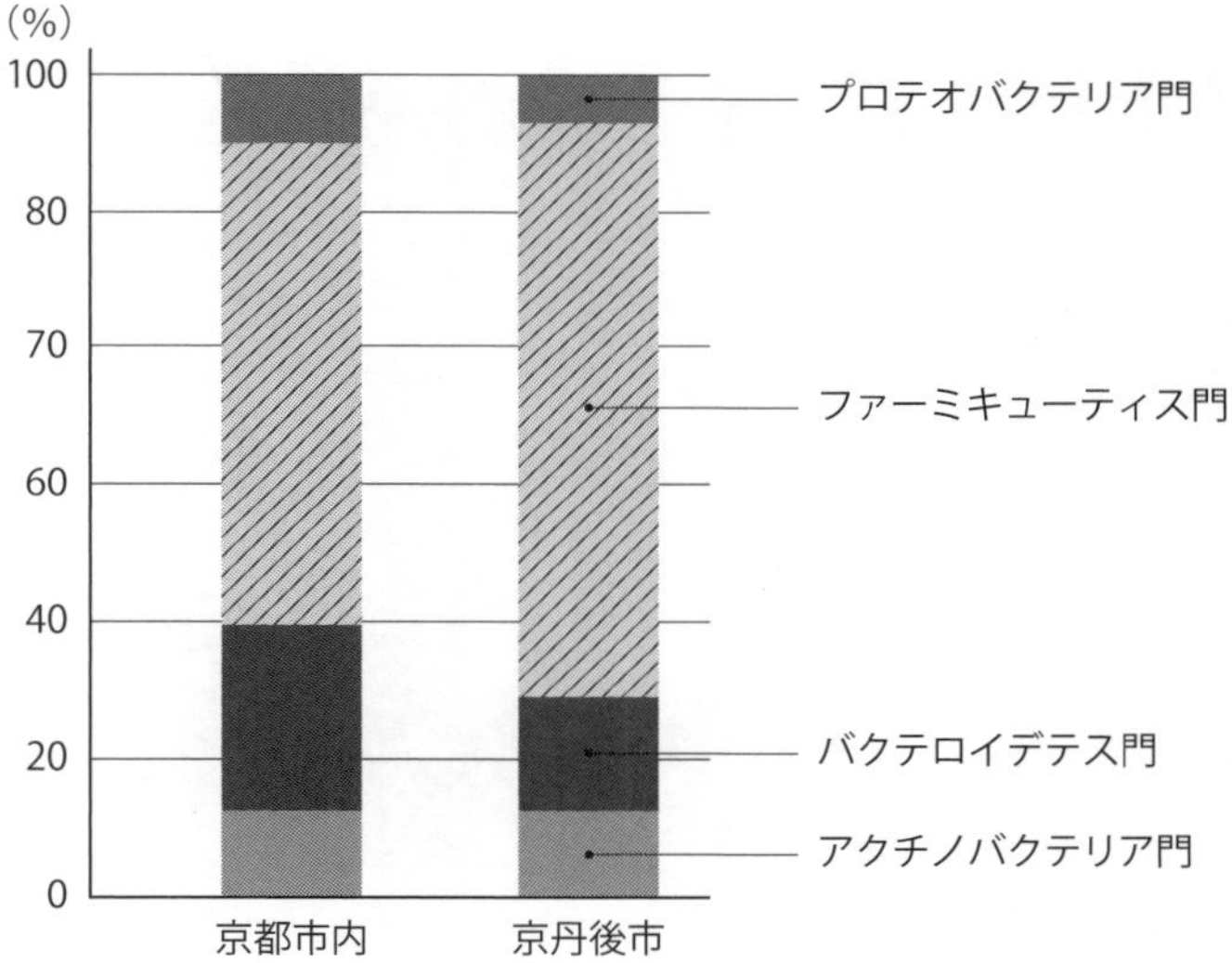

長寿者の多い京丹後市では、京都市内と比べて、プロテオバクテリア門、バクテロイデテス門の細菌が減少し、ファーミキューティス門の細菌が増加していた。

出　典：Naito,Yuji,et al . “Gut microbiota differences in elderly subjects between rural city Kyotango and urban city Kyoto:an age-gender-matched study.” Journal of clinical biochemistry and nutrition (2019):19-26

図20　京丹後市と京都市内での腸内細菌叢の比較

そこにしのびよってくるのが、これらの酸素があってもしぶとく生きていける悪玉菌なのです。

京丹後市の健康な高齢者にはこの悪玉菌、プロテオバクテリア門の細菌が少ないのです。

腸内細菌の常識のウソ――「デブ菌」「痩せ菌」理論は間違いだった！

最近はさまざまな日本人の腸内細菌研究が発表されており、新しい興味深い真実がわかってきました。

その一つが、京丹後市の長寿者には、ちまたで「デブ菌」など言われている腸内細菌が多いという事実です。

海外での一部のデータでは、「ファーミキューティス門」といわれる腸内細菌が多い人は、肥満の人が多く、「バクテロイデテス門」という腸内細菌が多い人には痩せている人が多いという報告がありました。

このことから、日本のマスコミでは、「ファーミキューティス門」の細菌を「デブ菌」、「バクテロイデテス門」の細菌を「痩せ菌」などと名付け、話題にしています。

そして、「健康になるためには、ファーミキューティス門の腸内細菌を減らし、バクテロイデテス門の腸内細菌を増やすことが重要」との先入観が形成されてしまいました。

つまり、ファーミキューティス門（F）とバクテロイデテス門（B）の細菌の比率（F／B比〔エフビー比〕）が高いと肥満になり、低いと痩せになるというわけです。

しかし、これは日本人にとっては「ウソ」であることがわかってきました。

実は、日本人の大規模な腸内細菌研究により、日本人にはF／B比は、肥満とまったく相関がないことがわかったのです。

「デブ菌」「痩せ菌」理論はウソでした。

さらに、「京丹後市の健康な長寿者には、この『デブ菌』が多く、『痩せ菌』が少ない」ことまで判明しました。

つまり、デブ菌などと「濡れ衣」を着せられたファーミキューティス門の腸内細菌こそが、腸管の免疫力を高め、長寿に関係していることがわかったのです。

しかも、２０２１年の報告では、『瘦せ菌』（バクテロイデテス門）が多い人は短命である」という論文も発表されています。

ほかの特徴として、京丹後市では、前述した「悪玉菌」であるプロテオバクテリア門の細菌が少ないことがわかります。

腸に悪玉菌を持っている人は幸福感が低い

京丹後市での研究では、このプロテオバクテリア門のなかで悪玉菌である腸内細菌科（エンテロバクテリアファミリー）に属する菌をたくさん持っている人では、「主体的健康感」が損なわれているという結果が出ています。

主体的健康感とは、「自分が健康であるという感覚」のことです。

自分が健康だと感じられるということは幸福感につながります。

腸の中に悪玉菌をたくさん持っている人は、自分は健康ではないと感じることが多いということです。

現実に、腸内にこの腸内細菌科の細菌を多く持った人は、15年以内の死亡率が高いこと、それも、消化管や呼吸器の病気やがんで死亡するリスクが高いことが報告されてきました。

長寿・短命の差は、酪酸産生菌にあった！

長寿者の多い京丹後市の腸内細菌研究でわかってきた重要なことはそれだけではありません。単に悪玉菌が少ないことがわかっただけではなく、究極の善玉菌ともいえるある腸内細菌が増えていることがわかったのです。

それが「酪酸菌」です。

腸の中で「酪酸」を作る菌のことを酪酸産生菌、つまり酪酸菌といいます。

酪酸とは、「短鎖脂肪酸」の一つです。

短鎖脂肪酸で有名なのは、酢酸、つまりお酢です。

他にもプロピオン酸も知られています。

酪酸、酢酸、プロピオン酸を短鎖脂肪酸といいます。

短鎖脂肪酸は、私たちの健康に役立つものであり、人間が食べたものの残りカスから腸内細菌が腸の中で作り出すものです。

人間が小腸で吸収しづらい食物繊維を食べると、食物繊維は小腸をスルーして大腸に達します。大腸の中には膨大な数の腸内細菌が棲んでいます。腸内細菌は大腸に届いた食物繊維を食べて「発酵」を起こします。発酵の結果、酪酸をはじめとする短鎖脂肪酸が腸内で作られるのです。

たとえば、食物繊維の中に含まれる「オリゴ糖」は、人間は消化することができません。ですから、人間がオリゴ糖を口にすると、それは小腸では消化吸収できずに、そのまま大腸までスルーしていきます。

大腸に届いたオリゴ糖は、腸内細菌によって発酵させられ、大腸内で酪酸などの短鎖脂肪酸が作られる、というわけです。

そして、腸内で作り出された短鎖脂肪酸は、腸の粘膜から吸収され、血液の中に入り、全身を駆け巡ります。そして、全身に良い影響を与えます。

短鎖脂肪酸は、脂肪細胞に働きかけ、脂肪細胞が大きくなるのを抑え、肥満を防ぎます。また、短鎖脂肪酸は、交感神経節を刺激し、代謝をアップし、新陳代謝を高め、エネルギー消費をうながします。また、小腸のL細胞を刺激し、インスリンの分泌を高め、血糖値を下げます。

このように短鎖脂肪酸は、さまざまな健康効果をもたらすのです。この短鎖脂肪酸のなかでも、特に酪酸を作る腸内細菌を長寿地域の高齢者は持っているのです。これはなにも前述の京丹後市の人に限ったことではなく、奄美大島の徳之島や沖縄県の南大東島などの長寿地域の人の腸の中には酪酸を作る酪酸菌が多いのです。

人間は、腸内細菌を「保護」しています。

腸内細菌にエサを与えています。常に腸内細菌にとって気持ちよい温度を保ちます。

そのかわりに、腸内細菌は、人があげたエサを発酵・分解して、短鎖脂肪酸という人の健康に役立つプレゼントを作り、人間にお礼をしているのです。

つまり、人と腸内細菌とは、「WIN《ウィン》・WIN《ウィン》」の関係にあるのです。

精子の実験でわかった毒消し効果のある抗酸化物質

老化を予防するにはどうしたらいいでしょうか?

老化の大きな要因に、「酸化」があります。

要は、体の細胞の「サビ（錆）」です。

老化は細胞のサビが蓄積して起こるのです。

このサビを抑えるのが、「抗酸化物質」です。抗酸化物質の代表がみなさんよくご存じのビタミンA・C・Eです。

このビタミンA・C・Eが体のサビを取ることは、少し意外かもしれませんが、精子の実験でわかったことでした。

実は、精子は思わぬところで利用されています。

食品に使われる添加物の安全性を証明するために、精子が利用されているのです。

精子は、生体のなかでももっとも外的刺激に敏感で、弱いものです。

哺乳類の精子が、細胞から育つまでには一定期間かかります。ヒトの場合は3ヵ月。マウスで9日、ラットで12・5日です。

この期間に、精子は外から体内に入ってくる物質に対してとても敏感に反応します。精子発生に関わる細胞に障害があるかどうかを調べることは、すぐれた食品安全性の試験になるのです。

こういった精子を使った実験によって、体のサビ取り能力、毒消し効果のある抗酸化物質の重要性がわかってきました。

代表的な物質が前述のビタミンＡ・Ｃ・Ｅです。

抗酸化作用が高い３つのビタミンをＡ・Ｃ・Ｅ（エース）と呼ぶこともあります。

これらの抗酸化物質の投与によって、精子の数、精子の総運動量がたった８週間で改善するのです。なんとサビ、抗酸化物質というものは怖いものか。

ビタミンＡは人参やほうれん草などの緑黄色野菜、ウナギなどにも多く含まれています。ビタミンＣはレモンなどの柑橘《かんきつ》類、ブロッコリーやほうれん草、ビタミンＥはナッツ類やアボカド、かぼちゃなどに豊富です。これらのビタミンはそれぞれ単体のサプリメントとしても、「マルチビタミン」「ビタミンＡ・Ｃ・Ｅ」などの複合化されたサプリメントとしても市販されています。

昔話『桃太郎』での隠された内実

精子の実験では、さらに効果的な抗酸化物質も見つかっています。

ビタミンＥよりさらに強力な「トコトリエノール」と「ＮＡＣ（Ｎアセチルシステイン）」という抗酸化物質を用いたところ、精子の状態の改善のみならず、精子が増えることまでわかりました。

また、「コエンザイムＱ10」を摂った場合でも、精子の数と運動能力が増加することが証明されています。

女性の卵子の「卵の老化」を抑える効果があるのが「メラトニン」であることがRCT（ランダマイズド・コントロールド・トライアル）という研究試験で確かめられています。

ところで、日本昔話の『桃太郎』は、桃から生まれたことになっています。

しかし、原本では、桃を食べて若返ったおじいさんとおばあさんから生まれています。精子と卵子が若返ったのです。ただ、子どもが読む昔話としては少し生々しいので、桃太郎は川から流れてきた桃から生まれたことに修正しているのです。

霊的な食べものであった桃は、現在ではコエンザイムQ10とメラトニンということです。赤ちゃんが欲しい人は試してみる価値があります。

コエンザイムQ10もメラトニンも、サプリメントの形で入手することができます（ただし、メラトニンは市販されておらず、個人輸入している医師のもとで入手できます）。

ちなみに、桃は抗酸化作用が強く、高血圧、糖尿病の予防に役立つアンチエイジングフードです。『桃太郎』でもう一つ登場するキビも、ビタミンBやポリフェノールがもつ抗酸化作用が強いものです。つまり『桃太郎』は理にかなった話なのです。

この桃太郎の桃のようなものがあったら、私たちも老化から蘇り、いつまでも若々しく暮らせるでしょう。

私は、現実にこのような効能を持つ成分がないものか探し続けてきました。

そして、この腸活ブームのなか、その有力な候補が見つかりました。

それこそが腸が作り出す物質、「酪酸」だったのです。

この酪酸こそが、桃太郎のおじいさん、おばあさんを若返らせ、筋肉を増やし、足腰を強くし、70歳の壁を打ちこわすものなのです。

実際、桃には、酪酸を増やす成分がたくさん含まれています。

桃に含まれている「フルクタン」というオリゴ糖と「ソルビトール」というポリオール類が酪酸をはじめとする短鎖脂肪酸を増やします。昔話には多くの示唆や不思議な暗示が隠されていることが多いのです。

酪酸こそが、日本人にとってヒーローである桃太郎を誕生させ、鬼を打ち倒し、愛すべき故郷に金銀財宝を持ち帰る物語を生み出しました。それは老いという私たちの敵を倒す＝「健康長寿を取り戻すカギ」だったのです。

第4章　酪酸菌（腸内細菌）が長寿のもと

長寿地域の高齢者には、酪酸を作り出す「ラクノスピラ菌」が多い！

京丹後《きょうたんご》市に住む100歳を超える百寿者《ひゃくじゅしゃ》に対し、食生活をアンケート調査を行って細かく分析してみると、「筋肉量とタンパク摂取量には相関がない」ことがわかりました。

筋肉の量が多い人が、特に肉などのタンパク質の摂取量が多いわけではありませんでした。

すなわち、日本人の長寿者の場合、必ずしもタンパク摂取は必須でないということです。パプアニューギニア高地人が、ほとんど肉を食べないという事実が頭をよぎります。

そして、百寿者が全国平均の3倍もいる長寿地域である京丹後市の高齢者の腸の中には、酪酸を作り出す腸内細菌がたくさん見つかりました。

酪酸産生菌の代表が「ラクノスピラ菌」です。

ラクノスピラ菌は食物繊維を分解して酪酸を含む短鎖脂肪酸を作り出す菌です。

前述したとおり、彼らは、「デブ菌」などとマスコミで揶揄《やゆ》された「ファーミキューティス門」の細菌をよりたくさん持っていました。

そして、その増えているファーミキューティス門のなかで、どんな種類の細菌が増えているのか、さらに詳しく解析してみると、「ラクノスピラ」、「ロゼブリア」、「コプロコッカス」といった酪酸産生菌だったのです。

これらは、すべて、「ファーミキューティス門ラクノスピラ科」の細菌でした。

これは、食物繊維から酪酸を作る菌です。

さらに、特に「ラクノスピラ」という酪酸産生菌を持っている人は、筋肉量が多いことが判明しています。

そしてこの酪酸産生菌をたくさん腸の中に住まわせている人では、「歩行速度」と「握力が高い」という統計結果が出ました。

先述したとおり、「歩行速度が遅い人は、老化のスピードが速く進む」ことがわかっています。竜宮城から帰ってきた浦島太郎のようにあっというまに老人になってしまいます。握力の強さは、全身の筋肉量を反映しています。つまり握力が少ない人は筋肉量が減ってしまっています。

なぜ、酪酸は筋肉を守ってくれるのか？

酪酸と筋肉との関係を証明する論文があります。

酪酸は、筋肉を溶かす酵素である「ＨＤＡＣ」（エイチダック：ヒストン脱アセチル酵素）の働きを阻止することによって、酸化ストレスを抑え、加齢に伴う筋萎縮《きんいしゅく》を抑えると考えられています(Walsh, Michael E., et al. "The histone deacetylase inhibitor butyrate improves metabolism and reduces muscle atrophy during aging." Aging cell 14.6 (2015): 957-970.)。

酪酸は、ＨＤＡＣという筋肉を溶かす酵素を抑えることにより加齢による筋萎縮を抑えるのです。

これまで70歳の壁を越えて元気に長生きするためには、筋肉が重要であると話してきました。酪酸はその筋肉が痩《や》せ細るのを抑える重要なカギなのです。

つまり、**腸に酪酸菌を増やす「菌トレ」こそが、「筋トレ」となり、筋肉を増やし、70歳の壁を破壊してくれる**のです。

酪酸菌が多い人は幸福である

酪酸菌が筋肉を増やし、サルコペニアを予防しうることを説明してきました。

酪酸が体に良いことは十分にご理解いただけたのではないでしょうか？

でも、それだけではありません。

実は、酪酸は心の健康にも大切なことがわかってきたのです。

前に少し触れたように、「自分は健康である」と感じる感覚を、「主体的健康感」と呼びます。

この主体的健康感は人間にとって非常に重要です。

なぜなら、主体的健康感は医師の客観的な診断よりも正確に死亡率を予測するということがわかっているからです。

さらに、高齢者の研究では、「主体的健康感が低い人は、寿命が短い」ということが判明しているのです。

日本人を対象とした研究で、主体的健康感と腸内細菌の関係に関して研究が行われました。

その結果、酪酸菌が多い人ほど、主体的健康感が高いことがわかりました。

主体的健康感が高い人ほど、ロゼブリアやフェカリバクテリウム・プラウスニッツィなどの名だたる酪酸産生菌が高い。ほかにも、短鎖脂肪酸産生菌のブラウティアなどの占有率が高い。逆に、主体的健康感が低い者で高い腸内細菌は、エンテロバクター属（Enterobacter）というグループの細菌でした。

特に、腸内細菌において酪酸を作り出すロゼブリア菌の占有率が高い人ほど、主体的健康感が有意に高いのです。

そして、主体的健康感が高い集団は玄米を食べていることが多く、白米を食べている人たちと比較すると、フェカリバクテリウム・プラウスニッツィ、ロゼブリアなどの酪酸を作る腸内細菌が多いという結果でした。

これらの酪酸菌は脳腸相関を介して脳の機能を良好に保ちます。

さらに酪酸には、抗うつ（鬱）作用があります。酪酸をマウスに投与すると、脳の中の海馬《かいば》や前頭葉で「ＢＤＮＦ（脳由来神経栄養因子）」という物質が増えるのです。

つまり、酪酸は脳の成長や健康維持にとって重要な役割を持っているのです。

酪酸産生菌をたくさん腸の中に持っている人が食べているもの

長寿につながり、筋肉を増やしてくれる酪酸菌を腸に持っている人がいるなら、そんな菌を腸で増やす食事とはどんなものか、知りたくなりますよね？

酪酸を作り出す、ラクノスピラ菌をたくさん腸の中に持っている人の特徴は、「豆と野菜、果物」をしっかり食べていることでした。

このような日本型食生活が、日本人の腸内細菌に酪酸を作らせ、この酪酸が筋力低下を防いでいたのです。

パプアニューギニア人はイモを食べて筋肉を保っていました。

日本人は豆、野菜、果物、海藻類を食べて筋肉を保っていたのです。

このように民族が持つ腸内細菌によって栄養学は異なり、世界の民族を十把《じっぱ》一絡《ひとから》げに論ずることはできないことを身をもって知らされます。

長寿地域の筋肉が多い高齢者が腸の中で持っている細菌とは、

・ラクノスピラ
・ロゼブリア
・コプロコッカス

という腸内細菌でした。

これらはすべて、私たちが食べた食物繊維から酪酸を作り出す「酪酸産生菌」です。

そして、これらの菌はすべて「デブ菌」などとそしりを受けた「ファーミキューティス門」に属する細菌です。

これらはファーミキューティス門ラクノスピラ科の腸内細菌であり、食物繊維から短鎖脂肪酸を作り出す菌です。

ラクノスピラ菌は、食物を分解して酪酸を作る菌です。

酪酸は、腸を守るバリアの役割をしている腸の「粘液」を増やしてくれます。

また、「制御性T細胞」という免疫細胞を作り出し、免疫の暴走を抑え、新型コロナウイルス感染症の重症化を防ぎ、花粉症やリウマチなどの自己免疫性疾患を抑えてくれます。

プロテインよりも、酪酸が筋肉を増やす！

「将来の日本人は、男はメタボで早死にし、女は筋力低下で寝たきりになる」

そんな暗い予想が医学者たちによって立てられています。

筋肉の話といえば、近年、特に日本の女性の筋力が低下し「サルコペニア症候群」の人が増えています。

サルコペニアとは、これまで述べてきたとおり、おもに加齢による骨格筋量および骨格筋力の減少で、高齢化が進む日本において今や深刻な健康問題となっています。

たとえばこれまで述べたように、四肢体幹の筋肉や嚥下筋《えんか》、呼吸筋、舌の筋肉のサルコペニアが進めば、寝たきりや嚥下障害、窒息、誤嚥《ごえん》性肺炎、呼吸障害が起きてきます。そうなると生活の質（QOL：Quality of life）が下がるだけでなく、介護が必要になってくるわけです。

さらに、筋力の衰えは高齢者だけでなく、若い女性の問題でもあります。

最近は痩せたい願望が強く、ダイエットのために野菜しか食べない粗食の人が多いと聞きます。これでは将来、寝たきりになってしまいます。

今、男性にメタボリックシンドロームの人が増えていますが、日本の将来を考えるとき、「男性はメタボで早死にし、女性は筋力低下で寝たきり状態」なんていう事例が増えることが予想できるのです。

そうならないよう、女性は若いうちから筋力をつけておくべきです。

ちなみに、「運動をすると、数年後の幸福度が上がる」という統計があります。

確かに運動をすると健康になりますから精神的にも充足感が出てきます。それだけ幸福感も得られるということでしょう。

逆にいえば、今運動しないと、数年後の幸福感は今よりも下がってしまうということなのです。運動は苦手という人も、将来への「幸せ投資」と考えて、まずは体を動かすことから始めてみてくださいね。

さて、筋肉が衰えないように、医師から「肉をどんどん食べなさい」と指導されたことがありませんか？

ここからは少し復習になりますが、長寿地域の住民には、サルコペニア、つまり筋肉減少症の人が少ない状況があります。

「命が尽きるときまで自分の足で歩き、寝たきりにならない」ということがわかっています。もちろん、日本人が肉などのタンパク質を食べるようになり、脳出血が減り、長寿になってきたことは確かです。

では、筋肉が多い高齢者は肉をたくさん食べているのでしょうか？

答えはノーです。

前述したように、「筋肉量と肉などのタンパク質摂取量とは関係がない」という結果でした。筋肉量と相関していたのは、酪酸菌の量だったのです。

つまり、筋肉を増やすためにとるべきなのは、肉やプロテインよりも、酪酸産生菌を増やす、豆、野菜、果物だということです。

日本人の場合、日本食が筋力低下を防ぐのです。

運動によって筋肉を増やしたいなら、トレーニング終了後20分以内にアミノ酸製剤を摂ることが有効だということは前に述べました（86ページ参照）。

通常、筋肉を増やすには運動前にタンパク質を摂ることがよいとされていますが、あまり効率的ではありません。いくら摂っても腸の中で消化吸収されて血液中に入るので、筋肉になるまでに時間がかかるのです。

それよりも運動後にプロテインのようなアミノ酸製剤のドリンクを飲む。すると、すぐに筋肉に変わることが時間栄養学でわかりました。合理的です。

ただ、京丹後市の長寿者たちが、プロテインを飲んで、ウエイトトレーニングをしているわけではありませんよね。

ふだんから、食で酪酸産生菌を腸で増やし、酪酸を腸の中で増やすことのほうが、より生理的で、コロナウイルスなどの感染症にかかりづらくなるなど、さまざまな副次効果があります。プロテインなどに余計なお金もかかりません。

ぜひ、プロテインよりも酪酸、と覚えておいてください。

「筋肉CT」でわかった握力と歩行速度と関連するのは、酪酸だった

あなたは、老化はどこから始まると思いますか?

実は、老化は足から始まるのです。

「歩くのが遅い人は寿命が短い」という有名な報告があります。

これは、米国医師会の機関誌に掲載された論文で、65歳の時点の歩行スピードによって、あと何年生きられるかが予想できるというものです。

男女とも時速4キロメートル、つまり、15分で1キロ歩くことができれば、平均寿命を全うできるという結果が出ています。

要するに、寿命を占うのは血液データではなく、歩くスピードなのです。のろのろ歩いている人はお迎えが近いということです。

人間は歩行能力から老化が始まります。逆にいうと、歩き方が速ければ寿命もグンと長くなるので

す。毎日早歩きして長生きしましょう。

また意外だと思われるかもしれませんが、握力も重要な寿命のバロメーターです。

握力は全身の筋肉量を反映し、寿命を占うと言われています。

福岡県の久山町《ひさやままち》での長年の研究の結果、握力が平均より低いグループでは、脳卒中・心筋梗塞《こうそく》などのさまざまな病気による死亡リスクが高くなることがわかりました。

握力が弱い人たちは、平均値の人たちより病気による死亡リスクが高いのです。

さて、この寿命と関連する「歩行速度と握力」。これが高い人と低い人の差とは何でしょうか？

京丹後市での研究で、筋肉量をＣＴを用いて調べた研究によって明らかになりました。

歩行速度と握力の差。この差を生み出しているのは、酪酸でした。

握力は酪酸産生菌を腸の中にたくさん飼っている人で高かったのです。

けっしてタンパク質の摂取量が高いわけではなかったのです。

歩行速度と握力が高い人は酪酸産生菌をたくさん飼っている

歩行速度と握力と関係しているのは、腸内細菌の「ラクノスピラ菌」でした。

これは前述したとおり、食べ物の中の短鎖脂肪酸から酪酸を作り出す菌です。

そして、「豆と野菜、果物」を食べている人は腸の中にラクノスピラ菌をたくさん持っており、体内に酪酸をたくさん持っていることも前述しました。

この酪酸こそが、筋肉が減らないように作用し、私たちを長寿に導いているのです。いうなれば、筋トレならぬ、菌トレです。

ぜひ、菌トレを意識的に行い、70歳の壁を突破していきましょう。

日本食（和食）が筋力低下を防ぐ

酪酸を増やす食事の内容とは、どんな食事なのでしょうか？

結論から言うと、〈日本食では味噌汁〉、〈地中海食では野菜、果物〉が酪酸産生菌の量と関係しました。

酪酸を産生する菌が増えるのは、「味噌汁と海藻」でした。

どれだけ食事が日本食らしいかを点数化したものに「日本食スコア」という指標があります。

これはまず、どういうものが日本食による健康パターンに有効かという見地から、８つの食品からなる「日本食インデックス」（ＪＤＩ８：8-item Japanese Diet Index）が作られました。

その日本食パターンが高い食生活を送っている人ほど認知症になりづらく、死亡リスクが低いという、縦断研究の結果が報告されています。日本食は脳にもいいのです（Tomata, Yasutake, et al. "Dietary patterns and incident dementia in elderly Japanese: the Ohsaki cohort 2006 study." Journals of Gerontology Series A: Biomedical Sciences and Medical Sciences 71.10 (2016): 1322-1328.）。

では、具体的にはどのような食事が日本食らしいのでしょうか？

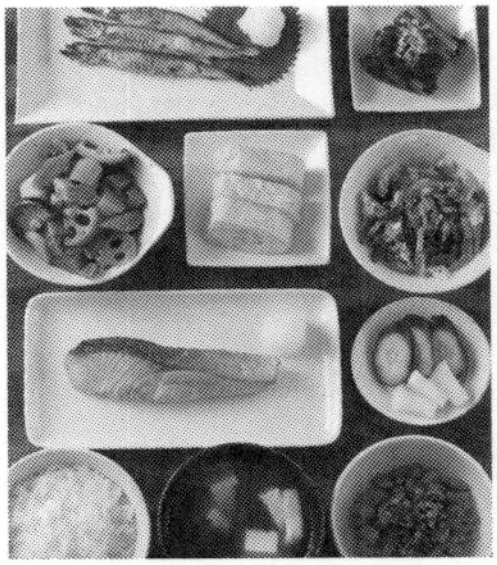

JDI$_9$：伝統的日本食スコア

● **米飯、味噌、魚介類、緑黄色野菜、海藻類、漬物、緑茶**
● 牛肉・豚肉、コーヒー

JDI$_{12}$：現代的日本食スコア

● JDI$_9$+ **大豆類、果物、きのこ類**

rJDI$_{12}$：コーヒーを含む日本食スコア

● コーヒー→**コーヒー**

＊太字の食品を＋1点、細字の食品を－1点、として日本食スコアをそれぞれ算出する。

図21　日本食スコア

先の日本食インデックスに付加や改訂を行う形で「日本食スコア」ができていきます。

上の図21で、太字で書かれている食品――海藻類、味噌、米飯、魚介類（生魚、塩蔵魚、干し魚、缶詰マグロなど）、緑黄色野菜（緑野菜、にんじん、かぼちゃ、トマト）、漬物、緑茶の7つは、「日本食らしい食べ物」として従来からの日本食インデックスで挙げられ、プラスの点数に数えられる食品です。これらを食べていることが多い人はプラス1点とします。

それに対し、牛肉・豚肉、コーヒーの2つは日本食スコアではマイナス1点の点数になります。つまり、7＋2＝9つの食品が「JDI9」と呼ばれる点数表です。

それに加え、大豆類、果物、きのこ類の3つも日本食らしい食べ物として点数項目に加えられた、9＋3＝12個の食品をスコア化したものもよく使われており、それが「JDI12」と呼ばれる点数表です。

最近はコーヒーの健康効果（肝臓がんを防ぐ、糖尿病の発症を抑える、心血管の保護作用、認知症を予防するなど）が科学的に明らかになってきており、従来コーヒーを減点対象としていた古いJDI12が改定された（revised）、「ｒＪＤＩ12」が使われています。

ＪＤＩ8は、コーヒー消費量の減少が全死因死亡のリスク増加と有意に関連していたため、元のＪＤＩからコーヒーを除外するように修正されました。

さらに、メタアナリシスアプローチを用いた以前の研究では、コーヒーの摂取が全死因および心血管疾患関連死亡率と逆相関していることが報告されています。

さて、この日本食スコアによってさまざまな日本食の健康効果が分析され報告されています。

たとえば、認知症と日本食スコアの関係です。

認知症になりづらい人を調べると、日本食スコアが高く、大豆類、魚介類、きのこ類、コーヒーを摂取している割合が高いことが報告されています。

すなわちＪＤＩスコアが高い人ほど認知症になりづらいのです。

日本食が認知症を減らすことがわかりました。

「魚（タウリン）・大豆（イソフラボン）」をとっている」ことが日本食の特徴なのです。**タウリンは筋肉ホルモンであるマイオカインを出す効果もある**のです。

日本食と関連する腸内細菌とは

日本食（日本食インデックスが高い食事）を食べている人は、前述したように認知症が少ないほか、全死亡、循環器疾患死、心疾患死のリスクの低下が見られることがわかっています。

なぜ、このような「好循環」が起こるのか。

日本食パターンのスコアが高い群では、海藻や漬物、緑黄色野菜、魚介類、緑茶に含まれる健康に有益な栄養素（食物繊維や抗酸化物質、カロテノイドやエイコサペンタエン酸など）の摂取量が多いことがわかっています。

では日本食スコアが高い人の腸内細菌はどうなっているのでしょうか？

日本食スコア（ＪＤＩ８インデックス）が高い人（高ＪＤＩ８：５点以上）の腸内細菌の特徴は、酪酸産生菌が高いことでした。

なかでも、「コプロコッカス（Coprococcus）」や「アナエロスティペス（Anaerostipes）」という酪酸産生菌が高いという結果が報告されています。

コプロコッカスと関係が高い食べ物として抽出されたものには、「味噌汁」と「海藻」があります。アナエロスティペスと関係が高い食べ物には、「海藻」がありました。アナエロスティペスと相関するのが、海藻なのです。

ラクノスピラ菌と関係するのは、「豆」「野菜と果物」

さて、ここまでのまとめをします。

歳をとっても筋肉の量が減らず、70歳の壁を越えた人の食事内容を調べてみた結果、筋肉量と肉などのタンパク質の摂取量とは関係がありませんでした。

意外にも、サルコペニアとタンパク摂取量は関係がありませんでした。

筋肉を増やすためには、ただタンパク質を多く摂ればいい、という単純な指導では不十分だということになります。

筋肉量と相関していたのは、腸の中に棲《す》んでいる酪酸産生菌でした。

握力や歩行速度と関係していたのは、酪酸産生菌のラクノスピラ菌でした。

ラクノスピラ菌が腸の中で減少している人では、歩行速度も遅く、握力が低いのです。

この2つは寿命を占う重要な目安です。

つまり、ラクノスピラ菌が少ない人は、お迎えが近い可能性すらあります。

では、ラクノスピラ菌が多い人はどんな食事をしていたのでしょうか？

それが、豆類、野菜と果物だったのです。

ラクノスピラ菌は豆や野菜の中に含まれる食物繊維を分解して、酪酸を作る菌です。

豆、野菜、果物をたくさん含んだ食事の代表はなんでしょうか？　世界的に有名なのが、世界遺産にも認定された「日本食」、それから寿命を長くすると言われている「地中海食」です。

地中海食スコアでも、重要なのは酪酸を産生するものだった

日本食（和食）がユネスコの無形文化遺産に登録されたのと同じで、地中海食も無形文化遺産に登録されています。

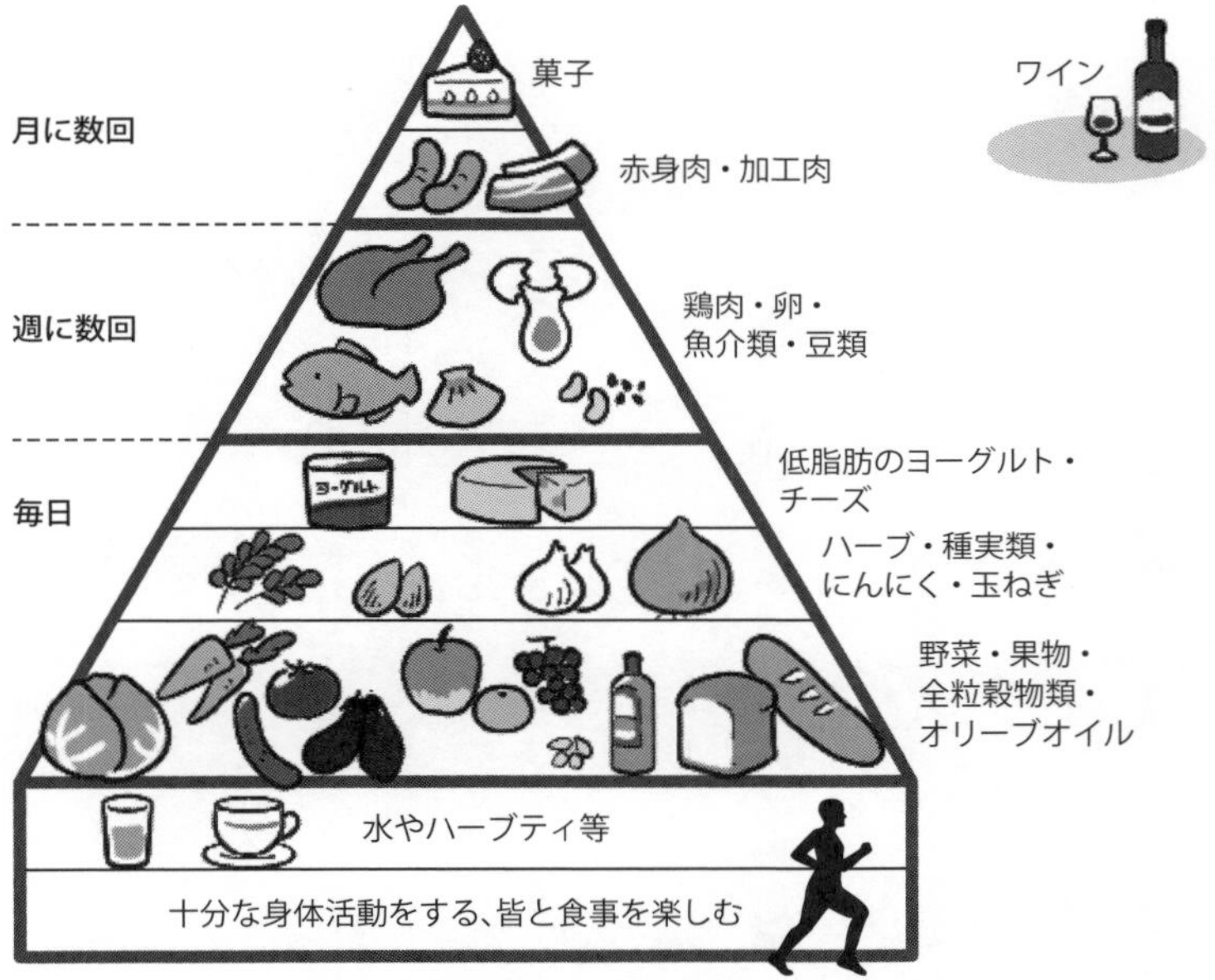

図22　地中海食ピラミッドの食品構成

地中海料理はイタリア、ギリシャ、スペイン、モロッコの共同提案によって2010年に無形文化遺産に登録されており、健康的な食事として世界中で認識されている料理です。

「地中海食スコア（MDS＝MED score：Mediterranean diet score）」では、地中海食らしい食べ物（野菜、豆類、果物とナッツ、穀類、魚介類、飽和脂肪酸に対する多価不飽和脂肪酸の比が集団の中央値より高ければ1点、赤身肉・加工肉の摂取量が中央値より低ければそれぞれ1点、アルコール摂取量が10グラムから50グラム／日なら1点とする）でのスコアを合計するものです（Ahmad S, et al. 2020 Nov 2;3(11):e2025466.）。

スコア幅は0〜9点の範囲で、「0〜3

点なら地中海食度は低い、4～5点は中等度、6～9点は高い」としています。

どんな食品が地中海食らしいのか、どんなものをどのくらいの頻度で食べればいいのかを「地中海食ピラミッド」（前ページの図22）は表しています。

ピラミッドの下にある食品は量も頻度も多く摂り、上に行くほど量、回数を少なくします。脂質の多い、牛肉や豚肉は減らし、鶏肉にします。

オリーブオイルは毎日摂ります。

オリーブオイルに含まれるオレイン酸が、肥満や生活習慣病の予防・改善に期待できます。オリーブオイルはサラダばかりでなく、納豆や豆腐にかけたり、炒めものに使ったりして摂ることができます。

ラクノスピラ菌は地中海食を食べている地域の人でも多い

地中海食スコアと腸内細菌との関係について説明します。

地中海食スコアが高い人（高地中海スコア：6点以上）で多い腸内細菌は、日本食スコアと同様、酪酸産生菌でした。

地中海食をたくさん食べている人では、ラクノスピラ（Lachnospira）、アナエロスティペス（Anaerostipes）といった酪酸産生菌が多いという結果でした。

ラクノスピラは、京丹後市の高齢者の腸内で多い菌でした。

筋肉の多い人で増えている腸内細菌です。

ラクノスピラと食品との関連では、ラクノスピラが多い人がたくさん食べている食品として抽出されたものが、「豆」「野菜と果物」でした。

アナエロスティペスが多い人がたくさん食べているものとして食品として抽出されたものが「野菜と果物」でした。

世界の模範、日本食と地中海食、増えているのは同じく酪酸産生菌

日本食も地中海食も、ともに世界的に健康に良い食品の模範とされています。

そして、その双方の特徴として、日本食と地中海食を食べている人の腸に多い腸内細菌は、酪酸産生菌だったのです。

そして、酪酸産生菌の比率を増やす食品としては、日本食では味噌汁、海藻、地中海食では野菜と果物が抽出されたのです。

けれど、模範となっているにもかかわらず、現在の日本人の食物繊維摂取量は危機的です。

野菜３５０グラム　果物２００グラム以上（１日あたり）が目標ですが、まったく足りていません。もっと積極的に摂ることをおすすめします。

豆や海藻が筋肉を増やすメカニズム

ところで、なぜ、豆や海藻が筋肉を増やすのでしょうか？　そのメカニズムを考えてみましょう。

豆類や海藻には酪酸菌を増やす効果があり、豆類や海藻をよく食べている人には筋肉量が多いことを説明しました。

実は、豆や海藻には、酪酸菌を介するメカニズム以外にも、直接、筋肉細胞を刺激し、筋肉を増やすダイレクトな作用があることがわかってきたのです。

次ページの図23は、ヒトが筋肉を増やすうえで重要な、細胞内のシグナル伝達経路を書いたものです。もし、難しく感じる人は読みとばしていただいても大丈夫です。

人が筋肉を増やすために重要な経路には、筋肉増殖因子である「ＩＧＦ−１（insulin-like growth factor-1)」というホルモンがあります。ＩＧＦ−１は、筋タンパク合成の働きをする成長因子です。

ＩＧＦ−１は、肝臓、筋肉の細胞、骨芽細胞などで合成され、筋肉を大きくする効果があります。

このＩＧＦ−１が筋肉を増やす経路を説明します。

①筋肉増殖因子であるＩＧＦ−１が、筋肉の細胞膜の表面にある「ＩＧＦ−１受容体（レセプター）」にピトッとくっつきます。

②その刺激によって、ＩＧＦ−１受容体と「ＩＲＳ−１」が合体します。

③すると、さまざまなシグナルが細胞の中に伝わっていき、最終的にｍＴＯＲが刺激されて、筋肉

合成が進み、筋肉が増えます。
④同時に、筋肉を萎縮させてしまうＦＯＸＯ系のシグナルは抑えられ、筋肉が衰えにくくなります。

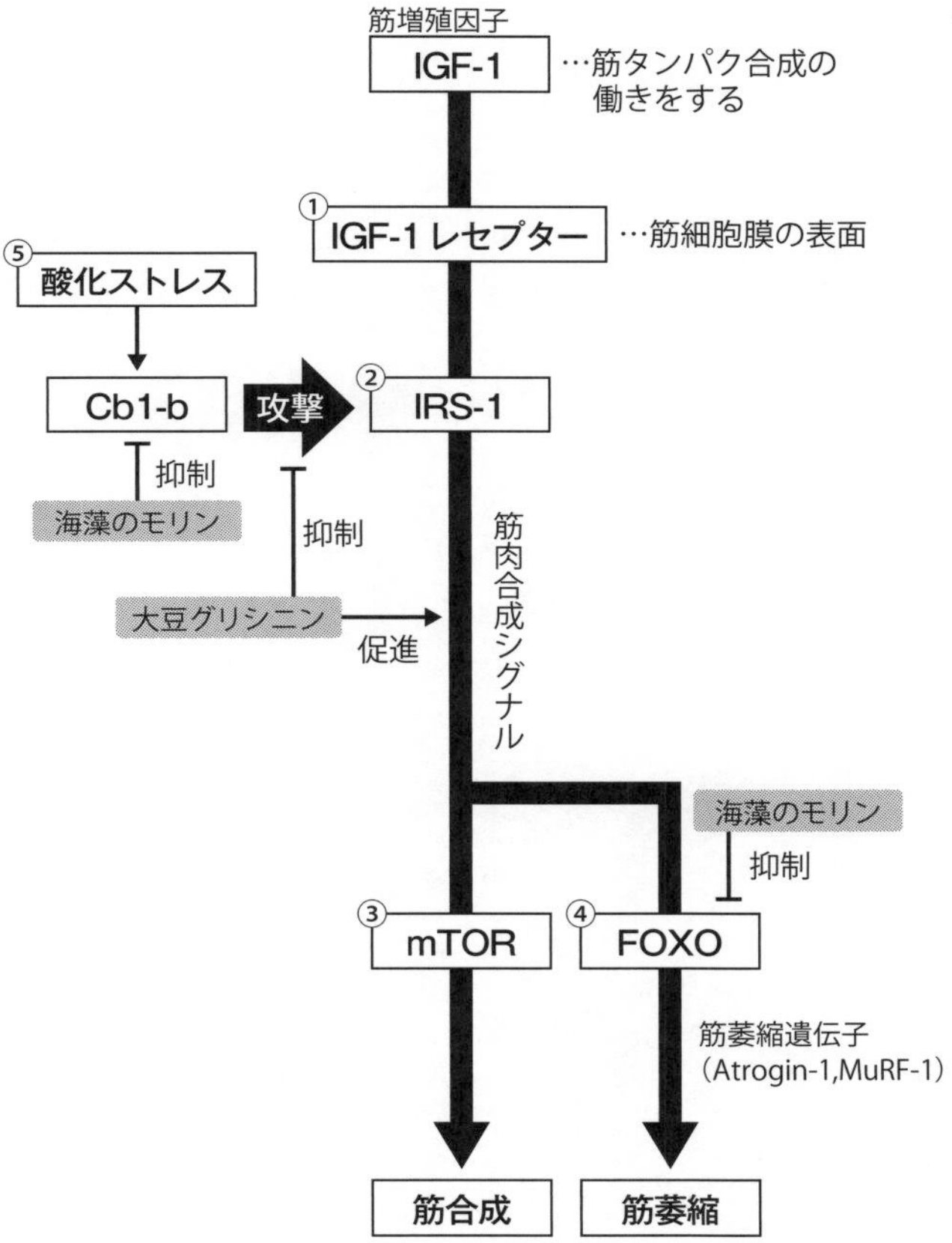

図23　筋肉増殖因子 IGP-1の流れ

⑤ただ、加齢や運動不足、寝たきりになると、酸化ストレスが生じます。これによって、「Cb1-b」という酵素が筋肉内で増加します。このCb1-bは、IRS-1とくっついてしまい、IRS-1の働きを妨げることで、筋肉合成のシグナルが進まなくなってしまいます。

これによって筋肉が合成されなくなってしまうのです。

しかし、大豆を食べると、大豆に含まれる「グリシニン」というタンパク質が、Cb1-bを抑え込むことによってIGF-1の筋肉合成シグナルが回復し、筋肉を大きくすることがわかったのです。大豆はいわば、「天然の筋肉溶解阻害剤」なのです。

これらの結果は、宇宙空間で日本人が行った研究でわかったことです。

先に宇宙空間では筋肉が急速に失われてしまうことを話しました。

大豆と筋肉と宇宙といった一見関係ないものが、新しい医学を進展させているとは興味深いものです。

大豆タンパクの筋肉増強効果をヒトで証明した研究があります。

寝たきり傾向にある患者に1ヵ月間、1日約8グラムの大豆タンパク質を摂取させました。その結果、大豆タンパク質を摂った寝たきり傾向にある患者は、摂った前と比べ、筋力が明らかに上昇したのです。

大豆タンパク質は、寝たきり患者の筋肉減少を抑えるのです。

海藻が筋肉の痩せを抑えるメカニズム

次に、なぜ、海藻は筋肉の痩せを抑えるのか、というメカニズムを考えてみましょう。

海藻の中には、「モリン」という黄色い色のフラボノイドが多く含まれています。

このモリンが筋肉の萎縮を抑えるのです。

図23に示したとおり、モリンは、筋肉溶解作用のあるＣｂ１‐ｂを抑え、筋肉を萎縮させる「筋萎縮遺伝子（Atrogin-1, MuRF-1）」の発現を抑えて、筋肉の萎縮を予防することがわかりました。

海藻にはそのほかにも、筋萎縮の原因となる酸化ストレスを抑える抗酸化物質が多く含まれています。

また、海藻に含まれる「アスパラギン酸」は骨格筋萎縮効果があります。

以上のようなメカニズムで、海藻は筋肉が痩せてしまうのを抑える効果があるのです。

いままで述べてきたように、これまで漠然と「豆や海藻は体にいい」とは言われてきましたが、現在は、「豆や海藻がどこの生体分子にどのように作用することで筋肉が減るのを抑えるのか」という分子メカニズムまで科学的に解明されてきているのです。

海藻は他の酪酸産生菌も増やす

京丹後市の高齢者で、筋肉量が多い人で増えていた酪酸菌には「ラクノスピラ」という腸内細菌がありましたね。

ただ、それ以外にも健康に重要な働きをする酪酸菌があります。

それが、「フェカリバクテリウム・プラウスニッツィ（Faecalibacterium prausnitzii）」です。

このフェカリバクテリウム・プラウスニッツィは、腸内のおもな酪酸産生菌です。

そして、この酪酸菌は、糖尿病や腸の病気を持った人で減っており、ヒトの健康維持と深い関係にあると考えられています。

どうしたらこの健康に重要な酪酸菌を増やせるのでしょうか？

その重要なカギが海藻にありました。

海藻に含まれる「アルギン酸ナトリウム」を食品に添加したところ、フェカリバクテリウム・プラウスニッツィが著しく増加しました。

つまり、海藻は酪酸菌を増やす重要な「プレバイオティクス」として作用するということです。

「プレバイオティクス」とは、食物繊維など腸内細菌のエサになるものを摂って、酪酸菌などの善玉菌を増やすことです。

また、「プロバイオティクス」は、健康に有益と思われる善玉菌そのものを摂ることで腸内環境の改善をめざすことを指します。

さらに、「シンバイオティクス」というものがあり、プレバイオティクスとプロバイオティクスを同時に行うことで治療として実施されることもあります。

ヨーロッパで注目される海藻の驚くべきアンチエイジング力

日本人は縄文時代から海藻を食べてきた民族です。

海藻は、日本の伝統食なのです。

島根県の猪目洞窟《いのめどうくつ》（縄文式土器、弥生式土器が使われた各時代の遺物が出土）では、アラメやホンダワラ類が発見されています。

高知県龍河洞《りゅうがどう》遺跡の土器にはヒジキが認められています。

青森県亀ヶ岡の泥炭層遺跡から出た縄文式土器中にはワカメの束が発見されています。

世界を見渡すと、海藻を食用としている地域はあるものの、韓国、中国、ハワイなど太平洋沿岸地域の一部の住民であり、日本人くらいたくさん食べる民族はいませんでした。

海藻にはタンパク質が豊富です。

海藻タンパク質には、必須アミノ酸が多く、海藻の栄養価は、他の陸上の食物タンパク質と同等です。

特にタンパク質の多い海藻は海苔《のり》。なんと約40％のタンパク質を含みます。

通常、タンパク質の質は、「アミノ酸スコア」で判定されています。

肉、乳製品、卵のアミノ酸組成は、アミノ酸スコアで１００です。

しかし、これらの食品には脂質が多く、「高カロリー」です。

それに対して、海藻は、海苔＝91、ワカメ＝100、昆布＝82と非常に高いアミノ酸スコアなのにもかかわらず、「低カロリー」です。

野菜類のアミノ酸スコアは50点台です。

海藻は脂質も含みますが、脂質のおもな成分である脂肪酸ではエイコサペンタエン酸（EPA）などのオメガ3脂肪酸を多く含み、血管を柔らかくする効果があります。

実際、9000人を対象としたヒトの試験において、海藻を摂取することにより、狭心症や心筋梗塞、脳卒中などの血管の病気のリスクが低下したことが報告されています。

つまり海藻は、肉、乳製品、卵を摂るよりも、安全なタンパク源といえるのです。

灯台もと暗し。

美人を見ても3日で飽きる。

それと同じように、われわれ日本人にとって、海藻はあまりに身近でありふれたものであったために、われわれはその価値を見誤っているといえるでしょう。

実際に今、ヨーロッパでは海藻が大きく注目されています。

日本人が口にする海藻は、褐藻（昆布、ワカメ、モズク、ヒジキなど）、紅藻（海苔など）、緑藻（アオサなど）の3つです。

そのうち、もっとも日本人が食べているのが、ワカメや昆布の属する褐藻です。

日本人は大正後期から昭和10年（1935年）ごろまで、家庭で、褐藻15種類、紅藻24種類、緑藻

６種類の海藻を食べていたという報告があります。

ピザ、ケーキ、ポテトフライ、ハンバーガーなどのジャンクフードが溢れる日本ですが、もういちど、日本古来の食に立ちかえる必要がありそうです。海藻にはヨウ素の過剰摂取などのリスク要因も指摘されますが、日本のように海藻を多く摂っている国でも、若年層ではヨウ素の不足が懸念されています。

海藻、豆類を組み合わせて食べることによって、効率的に腸内細菌を整え、筋肉を増やすことができるのです。

海藻類の抗コロナウイルス効果で日本人にはコロナ重症者が少ない⁉

ピッツバーグ大学医学部からの論文で、日本における新型コロナウイルス感染症拡大が、アメリカなどの欧米諸国に比較して緩徐である理由が、日本食において海藻が多いからではないかというものがあります（Tamama, K. "Potential benefits of dietary seaweeds as protection against COVID-19." Nutrition Reviews 79.7(2021): 814-823.）。

コロナウイルス（ＳＡＲＳ－ＣｏＶ－２）は、気道と腸の腸管上皮細胞の表面にあるアンギオテンシン変換酵素２（ＡＣＥ２）に結合することでヒトの細胞内に侵入してきます。

しかし、ワカメ、ヒジキ、海苔などの海藻からは、複数のＡＣＥ阻害ペプチドが見つかっています。

これらのACE阻害ペプチドが、ACE阻害剤として作用し、抗炎症効果をもたらすと考えられるのです。

また、昆布由来の「フコイダン」という多糖類は、コロナ治療薬として承認されている「レムデシビル」よりも強い抗コロナウイルス作用を持つことが報告されています(Kwon, Paul S., et al. "Sulfated polysaccharides effectively inhibit SARS-CoV-2 in vitro." Cell discovery 6.1 (2020):1-4.)。

このように海藻を多く含む日本食は抗コロナ効果を持つのです。

豆だけを食べている長寿民族がある

世界中の食について研究していくと、世界には非常に興味深い地域が見つかります。

なんと、「豆だけ」を多く食べている地域があります。

それが、中国・貴州省の貴陽です。

この地は、「豆腐食の文化の源流」と言われています。

そして、この場所は、山がちで石灰が多いカルスト地形が広がるため、農地が少なく、また年間を通して雲に覆われた厳しい気候のため、農産物を長期保存する発酵技術が発達しており、独特の食文化が発達しています。

特に大豆食が有名です。

貴州省に住む「苗族《ミャオ》」は、焼豆腐、湯葉のハム、豆腐だんごなどを食べています。

ほかにも、干豆腐料理で、糸のように豆腐を薄く細く切り、ラーメンのように食べてもいます。

また、この地は「納豆発祥の地」です。

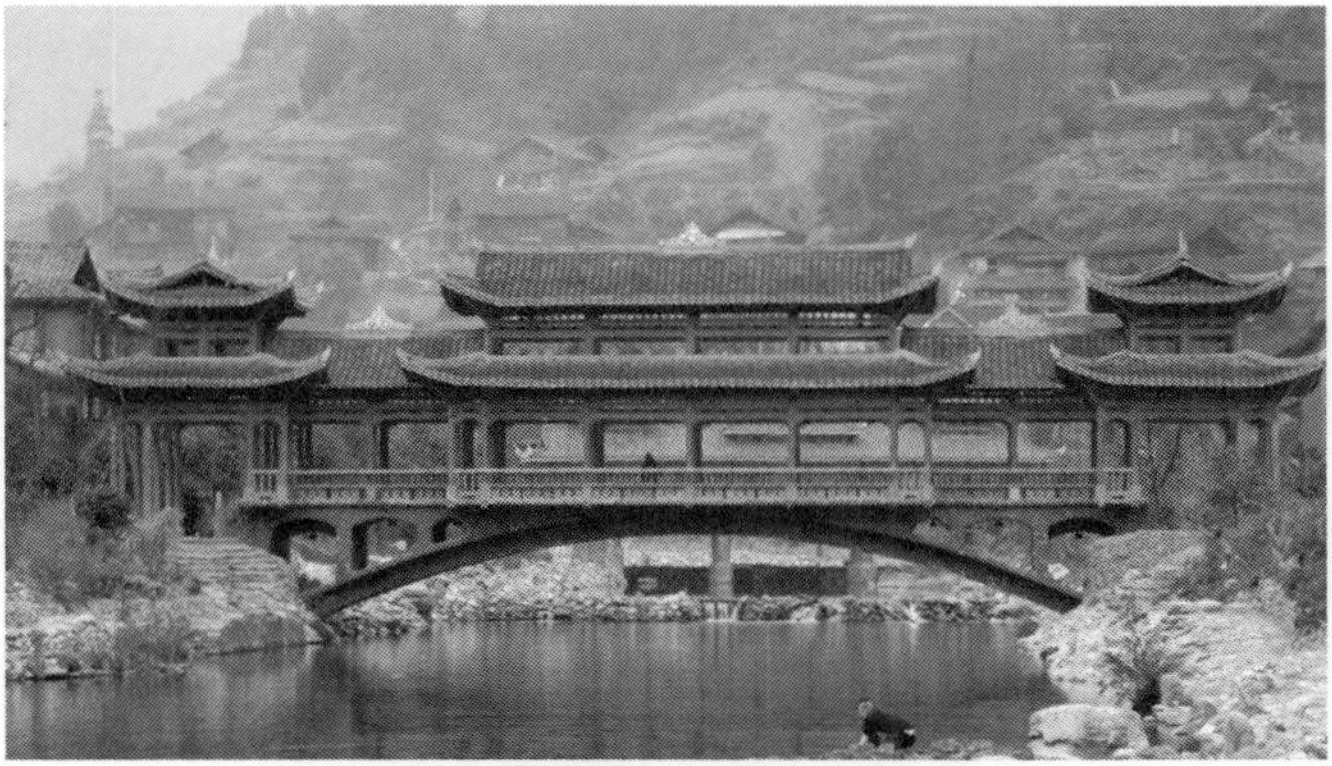
中国貴州省貴陽の西江の景観

そして、この貴州省貴陽は、長寿地域として有名です。豆類を食べる文化が、長寿を支えているのです。

豆は、これまで述べてきたように、酪酸産生菌を増やします。

酪酸によって筋肉の萎縮を起こす物質（HDAC）が抑えられます。

また大豆に含まれる「グリシニン」というタンパク質が、筋肉合成シグナルを回復し、筋肉を大きくすることは前述のとおりです。

そのほか、豆類にはさまざまな健康効果があります。

豆の胚芽には、「イソフラボン」が含まれています。

イソフラボンの摂取量が多い国ほど、心筋梗塞が低い。イソフラボンを摂ると、血管を拡張させるNO（一酸化窒素）が増え、血管の通りが良くなり、血栓ができづらくなります。

また、肝臓には悪玉コレステロールを取り込んでくれる受容体（レセプター）を持っていますが、大豆由来のイソフラボンを摂っていると、この受容体の働きが増え、悪玉コレステロールが肝臓で取り込まれて血液中の悪玉コレステロールが下がり、善玉コレステロールが増えてくれます。

さらに、イソフラボンの摂取量が多い女性ほど乳がんになりづらくなります。

乳がんのリスクは女性ホルモン（エストロゲン）と関係しています。

エストロゲンが多すぎると、乳がんのリスクが高まります。乳がんの細胞にはエストロゲンの受容体があり、エストロゲンが受容体に結合すると、乳がん細胞が増殖するのです。

しかし、豆の中に含まれるイソフラボンは、エストロゲンと構造が似ているので、イソフラボンがエストロゲンの受容体にかわりにくっついて占有してくれ、エストロゲンが乳腺細胞に過剰に作用しなくなる効果があるのです。

また、イソフラボンの摂取量が多い男性ほど前立腺がんになりづらくなります。

加えて、イソフラボンには骨粗鬆症《こつそしょう》を予防する効果があります。

これらの効果が中国・貴州省貴陽の長寿につながっているのです。

日本には、味噌汁という素晴らしい長寿食があります。

味噌汁には味噌という大豆が含まれ、同時に筋肉を増やすワカメなどの海藻類が含まれています。

味噌汁は前述したとおり、筋肉を増やす効果があります。長寿地域の高齢者で筋肉量が多い人は、味噌汁を食べているというデータがあります。

納豆のポリアミンは筋肉量を増やす

では、なぜ納豆は筋肉を大きくするのでしょうか？

それは、納豆に含まれる「スペルミジン」が筋肉を増やすからです。

食品の中に含まれる健康に良い効果を示す機能性食品の要素に「ポリアミン」というものがあります。

ポリアミンは、納豆などの大豆食品やチーズなどに含まれ、代表的なポリアミンには、スペルミジン、スペルミン、プトレシンがあります。

このなかでももっとも有名なのが、スペルミジンです。

スペルミジンの名前の由来はスペルマ（精液）。精液の中にスペルミジンはもっとも多く含まれています。

スペルミジンは、後述するように、細胞のお掃除作用（オートファジー）を促進して寿命を長くする効果が確かめられています。

納豆は筋肉を増やすばかりか、長寿につながる最高のアンチエイジングフードなのです。

さまざまな機能性食品の要素を解析してみると、骨格筋の「分化過程（筋肉の細胞が成長していく過程）」にいちばん良い影響を与えるものがポリアミンでした。

ある研究では、体によい効果を与えると考えられる機能性食品のうち、オリーブ葉エキス、ヘスペリジン、ホスファチジルセリン、茶カテキン、クロレラ、ウコン、クロロゲン酸（コーヒーポリフェノール）を調べたところ、クロロゲン酸がやや効果があったものの、その他大勢を引き離して筋肉細胞の分化を促進したものは、ポリアミンだけだったのです。

マウスにスペルミジンを投与すると、マウスの酸化ストレスが抑えられ、体内の炎症反応が抑えられます。マウスに長期間ポリアミンを投与すると、全身の炎症が抑えられ、マウスに著明な寿命延長効果がみられています。

また、他の報告では、スペルミジンをマウスに投与すると、マウスの寿命が延長し、老齢マウスでは心臓の保護作用が見られ、心肥大が抑えられ、心臓の機能が保たれることが報告されています。

では、骨格筋に対する作用はどうでしょうか？

骨格筋の幹細胞に対するポリアミンの効果が調べられました。

すると、ポリアミンを骨格筋細胞に作用させると、骨格筋細胞に含まれている核の数が増えるのです。

つまり、骨格筋細胞が幹細胞から成熟した骨格筋細胞へ分化（成長）するのに、ポリアミンが役立っているということです。

また筋肉の細胞の収縮力、つまり「筋力が高まる」こともわかりました。

3週間マウスにポリアミンを投与すると、筋肉量が増加することも判明しています。

このように、ポリアミンをたくさん含んでいる納豆は、筋肉の成長にとって非常によい効果をもたらすのです。

「『納豆をよく食べている東日本の人は西日本の人よりも骨折が少ない』というデータ」があるのをご存じでしょうか。

納豆には、ビタミンKが豊富に含まれています。

このビタミンKには、骨を作る骨芽細胞に作用して、骨の中のコラーゲンを増やす働きがあることが明らかになりました。

実は、骨折は「西高東低」なのです。

東北や北海道など、雪が多いところでは、転倒骨折が多いイメージがありますが、納豆を食べている東日本の人には、むしろ大腿骨頸部骨折が少ないという統計結果が出ています。

納豆のほかにも、ワカメ、海苔などの海藻、抹茶、クロレラ、青汁、などにビタミンKが豊富に含まれています。ビタミンKは、骨を強くし、骨折から寝たきりになるのを予防するために極めて重要なのです。それだけではありません。ビタミンKは、変形性膝《ひざ》関節症に予防効果があるという論文が出ています。歳をとって膝が変形してきて、膝が痛くなるのが変形性膝関節症です。グルコサミンよりもしっかりしたエビデンスがあるのは、納豆に含まれるビタミンKなのです。

そのほか、「ビタミンK投与は、乳がん、肝臓がん、白血病を減らす」ことがわかっています。医薬品では、ビタミンKは「ケイツー」という名前で「骨粗鬆症」の方に処方されていますので骨や関節が心配な人は医師に相談するとよいでしょう。

長寿につながる間欠的絶食（IF）の効果と方法

みなさんは、絶食（ファスティング）をしたことはありますか？

ほとんどの人は経験がないと思います。

しかし、絶食をすると細胞が生まれ変わり、長生きできると知ったら挑戦してみようと思うかもしれません。

体内には細胞のエネルギーを作る工場のようなところがあります。

それが「ミトコンドリア」という器官です。

ミトコンドリアは、細胞に含まれている細胞内構造物の一つですが、ミトコンドリアも古くなると機能が劣えてきます。

しかし、絶食をすると、「オートファジー」といって、古くなったミトコンドリアを自分で食べてしまう「自食作用」が始まるのです。自分で自分を食べることで体の細胞をきれいに大掃除するわけです。これを発見し、ノーベル生理学・医学賞を受賞したのが東京工業大学の大隅良典教授です。

この作用を利用したのが断食療法の一つである「間欠的絶食」（IF：Intermittent fasting）です。食事の自由摂取状態と、水以外はいっさい口にしないといった絶食状態を、24時間ごとに交互に繰り返すのです。

1日目は好きなものを何でも食べてOK。2日目は水を飲む以外は何も食べない。その翌日は何を食べてもＯＫ、と１日おきに絶食を繰り返します。

９時間以上絶食するとオートファジー機能が働き始めます。すると、体の細胞がきれいになり体が長寿モードになるのです。古くなったミトコンドリアを自分で食べて、細胞が生まれ変わります。

世界各国の国民の寿命を見ると、日本や米国など先進国で、経済的に豊かな国ほど寿命が長い傾向にあります。

国の経済状態、衛生状態と国民の寿命は関係しているのです。

ただ、イスラム教を信仰している国では、それほど国の経済状況が良くなくても、国民が長生きしているのです。同程度の経済状態の国と比較すると、イスラムの人はずっと長生きなのです。

イスラム教には「ラマダン」という、１ヵ月の断食を行うという宗教儀式があります。１ヵ月間、日没から日の出までの間（夕方以降から翌未明まで）に１日分の食事を摂るというものです。

この断食という宗教文化が、イスラムの長生きに影響を与えている可能性があります。

また、『旧約聖書』には、「てんかんを治すには祈りを捧げるか、絶食をするしかない」と記載されています。絶食をすると体は糖分がなくなるので、脂肪を分解してエネルギー源として利用します。そのときにできるのが「ケトン体」という物質です。ケトン体は脳の神経細胞の異常興奮を抑えたり、精神を安定させる作用があるので、てんかんを治すといわれていたのです。

現在、日本でも東北大学が、ストレスなどから起こる「過敏性腸症候群」の治療に「断食療法」を採り入れています。伝統的な治療法で医師の指導のもとに絶食を行うのですが、最初はイライラしても、つづけるうちに次第に精神も落ちつき、晴れやかな気分になって多幸感や人生に対する感謝の念が生まれ、症状が良くなってきます。

ケトン体が脳に良い影響を与えているわけです。IFは、ケトン体を増やすことでオートファジーを活性化させるので長寿効果があるばかりか、神経や精神にも良い影響を与えるのです。

もう一つの断食法カロリーリストリクション（CR）

断食ということでは、もう一つ「カロリーリストリクション（CR）」があります。これは1日の総カロリーを70％に制限した食事を、連日決まった時間に摂るというものです。カロリー制限をすると長寿遺伝子である「サーチュイン遺伝子」が活性化し、延命効果が期待できると考えられています。もちろんダイエットにも有効です。

次ページのAとB、CとDは、同じサルの写真です。左のサルは、なんだか老化しています。しっぽは垂れ下がり、脱毛や白髪が多く、毛並みも悪く、しわも多い。それに対し、右のサルは、若々しく、しわも少なく眼光も鋭く、しっぽもピンと立っています。

左右とも同じ年齢のサルなのですが、実は違いは「食べ方」です。左は、好きなだけ、欲しがるだけエサを与えて、食べ放題だったサル。右は、カロリーを30％抑えたエサを与えられたサルです。

そうです。カロリー制限がこれだけの外見の差を生み出しているのです。外見だけではありません。実は、右のサルは左のサルに比べて、寿命延長効果が明らかです。カロリー制限が、霊長類の新陳代謝に変化を及ぼして、寿命延長効果を高めることが示されました。

これがカロリーリストリクション（CR）です。

そのCRが寿命を長くするメカニズムは、カロリー制限により、長寿遺伝子であるサーチュインと

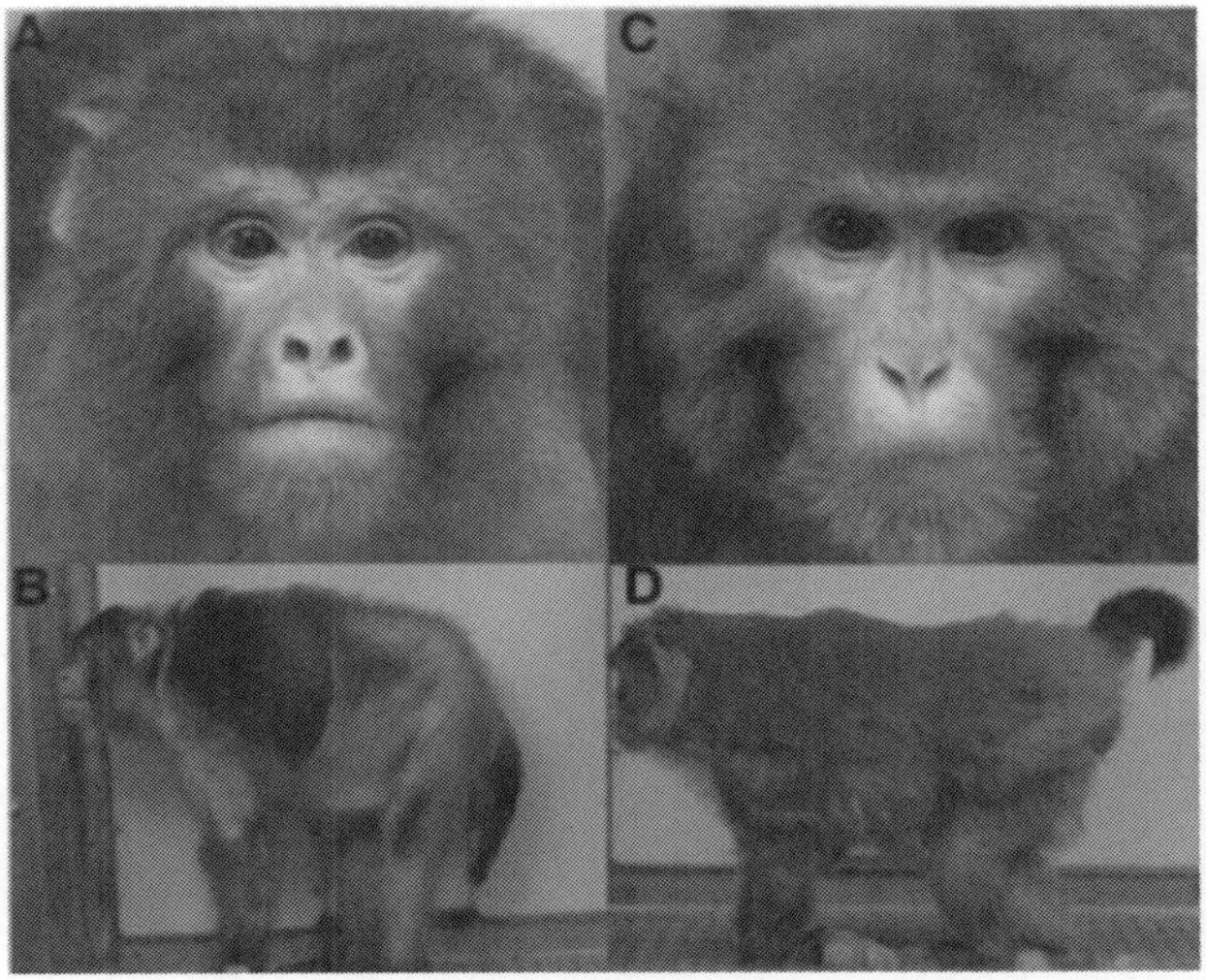

ウィスコンシン大学のサルたち。左が自由摂食。右側がCR。ともに、自由摂食の平均寿命である27歳のとき。自由摂食では、かなり若い時から加齢関連疾患（がん・心血管疾患・糖代謝異常）が増加し始めるという。
Colman, Ricki J., et al. "Caloric restriction delays disease onset and mortality in rhesus monkeys." Science 325.5937 (2009): 201-204.

サルのCRによる実験結果

いう遺伝子が活性化するためです。

サルを解剖してみると、年齢関連疾患（がん、糖尿病、血管疾患、脳萎縮）なども、右のサルのほうが大きく差をつけて少ないこともわかっています。サーチュインという遺伝子が活性化されると、サーチュインが活性酸素の毒から細胞を保護したり、エネルギーを作る働きをしているミトコンドリアの老化を防止したり、染色体を保護し、細胞分裂の切符と呼ばれるテロメアの短縮を抑えることが、寿命を延長する理由だと考えられています。

権威あるアメリカの学術科学誌『セル

（Cell）』に、科学的にアンチエイジングの効果が確実なものとして適度な運動に加えて、①ＩＦ（間欠的絶食）と②ＣＲ（カロリーリストリクション）が挙げられています。

メタボ気味の人におすすめしたいのは、ＣＲに組み合わせて「間欠的断食」を月に1回行うことです。

どちらを行ってもサーチュイン遺伝子が活性化するのですが、タイプの違った絶食を組み合わせることで、より健康になり、長寿遺伝子をまんべんなく活性化することができるというわけです。

世界が認めた科学的根拠のある7つの長寿法と成分

健康長寿の研究で権威とされる「アメリカ国立老化研究所」（ＮＩＡ）が一流科学誌『セル』に、抗加齢（アンチエイジング）に効果的だと科学的に認めてよいと発表しているものが7つあります。

①ＩＦ（間欠的絶食）
②ＣＲ（カロリーリストリクション）
③運動
④スペルミジン（納豆に含まれる）
⑤レスベラトロール
⑥メトフォルミン
⑦ラパマイシン

です。

④のスペルミジンは、前述した、納豆に多く含まれていて筋肉を増やす物質で、細胞のお掃除作用（オートファジー）を促進して寿命を長くしてくれます。

納豆は筋肉を増やすばかりか、年齢に負けない最高のアンチエイジングフードなのです。

⑤のレスベラトロールは、長寿遺伝子・サーチュインを活性化して体を長寿モードにすることがわかっています。

前述したとおり、CRは、確かに寿命を延ばす効果があります。

しかし、そうはいっても、「カロリー制限は難しい」という面があります。なぜならメタボな人ならまだしも、ただでさえ筋肉が落ちている高齢者がカロリー制限をすると、サルコペニアを進める可能性があるからです。そんな方が知っておきたいのが、アメリカ国立老化研究所が科学的に認めてよいとしているアンチエイジングの成分の一つ、「レスベラトロール」です。

「さあ、今日からカロリー制限をしよう！」と力んだところで、簡単にできないのが世の常です。

そんなあなたが摂りたい成分を紹介するなら、このレスベラトロールの摂取です。

レスベラトロールはポリフェノールの一種です。これが、長寿遺伝子・サーチュインを活性化してくれることは前述しました。

ポリフェノールであるレスベラトロールは、ブドウの皮や赤ワインなどに含まれていて、その摂取により70％のカロリー制限をしなくても、それをしたのと似た効果が期待できます。

実際、長寿地域の百寿者は、たくさんこれらの果物を食べていることがわかりました。果物をたくさん摂るようにしましょう。

「レスベラトロール」摂取の注意点

米医学誌『セル・メタボリズム（Cell Metabolism）』（２０１１年に掲載）の研究では、メタボの男性11名に、１日１５０ミリグラムのレスベラトロールを投与しました。その結果、30日間で血圧が下がり、インスリンが効きやすくなって脂肪肝が改善し、ミトコンドリア機能が改善したのです。

これらの効果は、まさに、70％にカロリーを制限したＣＲの効果と同じです。レスベラトロールを摂ると「抗メタボ効果」が現れます。インスリンの感受性が高まったり、サーチュイン遺伝子が活性化したりするのです。

ただ、いずれにしても基本は「運動と食事」。これをおざなりにしてレスベラトロールだけを摂ればいい、というのはおすすめできません。運動と食事を整えながら摂るようにしましょう。

レスベラトロールはクリニック以外に、薬局やスーパーでも売られています。購入するときに注意したいのは成分表示をよく確認することです。

レスベラトロールは2種類あり、それは「トランス型レスベラトロール」と「シス型レスベラトロール」です。さまざまな研究で用いられ、体に良いという結果が出ているのは、トランス型レスベラトロールのほうです。

シス型は不安定で壊れやすく熱に弱い。その点、トランス型は吸収がよく、抗酸化作用もより強いことがわかっています。メタボの人なら、トランス型レスベラトロールを１日１５０ミリグラム摂ることをおすすめします（赤ワイン１００杯分に相当）。

また、サプリメントの成分表示で注意しないといけないのは、「総レスベラトロール○mg」とか「レスベラトロール類○mg」とか記載されているものがあること。これでは、肝心なトランス型レスベラトロールがどれくらい入っているのかわかりません。

しかも、体に有害なイタドリ由来のレスベラトロールもあるから要注意です。

イタドリはアジア地域原産のタデ科の植物です。イタドリの根は古くから漢方薬の生薬として使われていたため、現在、日本では医薬品扱いになっています。アメリカではイタドリ由来のレスベラトロールは安価であるためサプリメントとして出回っていますが、日本では有害とされ、食品やサプリメントへの使用は禁止されています。

また、レスベラトロールは高濃度と低濃度で効き方が違います。

長寿遺伝子であるサーチュインを活性化したいときは、低濃度のほうがよいことがわかっています。病気ではないけど、老化を予防したい、病気になりたくないなどの理由であれば、１日50ミリグラム程度の低濃度がよいでしょう。

一方、メタボリックシンドローム（内臓脂肪症候群）を改善したい、認知症を予防したいなどという、より治療的な使い方をしたい人は、１日１５０ミリグラムの高濃度が必要です。

いずれにしても、購入にあたっては、アンチエイジングの専門医に相談するとよいでしょう。

腸内フローラを劇的に改善する「メトフォルミン」

⑥については、糖尿病で血糖値が高い人に処方する薬「メトフォルミン」には寿命延長効果があります。

メトフォルミンは、WHO（世界保健機関）が糖尿病の必須医薬品として選んだ4種類のうちの1つで、世界中の糖尿病患者に飲まれていることからエビデンス（科学的根拠）も多く、副次効果としてがんを抑える効果があることも確認されています。

糖尿病の人は、糖尿病でない人に比べてがんになる確率が高いのですが、メトフォルミンを飲んでいる人はがんになる率が低いのです。

大腸がんの予防効果があり、大腸ポリープを切除したあと、メトフォルミンを1日250ミリグラム程度のわずかな量でも飲んでいると大腸ポリープを減らす効果が確認されています。

また、メトフォルミンには、「抗老化作用」があるとされています。

メトフォルミンには、セノライティクス（抗老化作用）が期待されており、米国では「究極のアンチエイジングドラッグ」と言われ、FDA（アメリカ食品医薬品局）の許可のもと、70～80歳の男女3000人を対象とした大規模な老化予防研究が数十億円かけて開始されています。将来的には、この薬は、老化予防効果を狙って使用される可能性もあります。糖尿病を持った人は、70歳の壁を越えるためのツールとして医師と使用を相談してもいいと思います。

それに加えて、メトフォルミンには、腸内フローラを劇的に改善し、腸のバリア機能を高め、腸を漏れにくくし、リーキーガットを改善する効果があるのです。

メトフォルミンには、前述のカーター大統領を救った次世代善玉菌「アッカーマンシア・ムシニフィラ」という腸内細菌を増やす効果が確認されています。この菌を持っていると、抗がん剤や放射線療法が劇的に効きやすくなるのです。

アッカーマンシア・ムシニフィラは、腸の粘膜を守る働きをする粘液層（ムチン層）を増やして粘液層を厚くし、腸のバリア機能を高めて免疫力を高めてくれます。もともとこの菌はムチン（粘液）を分解する菌ですが、われわれの体にムチンを作れ、という刺激を与えてくれます。つまり、ムチンを「食べながら増やす」働きをしている腸内細菌です。そして、糖尿病の人はこの菌が不足しています。

肥満や糖尿病の人、お腹の調子が悪い人では、腸を敵から守っている粘液層が薄くなってしまっています。このため、細菌や細菌の毒素（ＬＰＳ）が腸から漏れて、血液中に循環するようになってしまうのです。これを「漏れる腸（リーキーガット）」と呼びます。

アッカーマンシア・ムシニフィラは、腸の粘膜のタイトジャンクション（腸の細胞と細胞の隙間の結びつき）を強めて、腸の漏れやすさ（透過性亢進）を防ぎ、リーキーガットを改善してくれます。

実際にこの菌を飲ませると、腸の中で細菌が作り出す毒素であるＬＰＳが血液中に漏れづらくなります。ＬＰＳが漏れづらくなることで全身のエンドトキセミア（毒素血症）が減り、慢性炎症が抑えられ、糖尿病や肥満、動脈硬化が抑えられます。このアッカーマンシア・ムシニフィラは、人口の５％が持っていると言われています。

特殊な「ラパマイシン」のかわりにカフェインとココナッツオイルを

⑦については、寿命延長作用があるのが、免疫抑制剤の「ラパマイシン」という薬です。マウスの寿命を10～19％延長させますが、特殊な免疫抑制剤で健康目的には使えません。ラパマイシンはｍＴＯＲ（エム・トール）というタンパク質を抑えて長寿にします。同じくｍＴＯＲを抑えるのがカフェインとココナッツオイルです。コーヒーやお茶を飲む人が長寿の傾向にあるのは、カフェインがｍＴＯＲを抑えているからなのです。

前述したラパマイシンについて、もう少し詳しく説明しましょう。

長寿遺伝子であるサーチュイン遺伝子を活性化すると寿命が延びます。ただ、健康増進に役立つのは、サーチュインを介する経路だけではありません。もう一つ重要な健康メカニズムが、「ｍＴＯＲという経路」です。

ｍＴＯＲは細胞の成長やタンパク質の合成に関わるタンパク質です。このｍＴＯＲの働きを抑えることが、長寿につながることがわかっています。つまり、ｍＴＯＲはヒトが成長する子どものころには必要ですが、成人した後には不要なものなのです。

そして、ｍＴＯＲの働きを抑える薬の一つが、ｍＴＯＲの阻害剤であるラパマイシンなのです。２００９年に、ラパマイシンを投与したマウスのうち、オスで10％、メスで８％の寿命延長が見られたことから脚光を浴びました。

ただしラパマイシンは、臓器移植をした人が服用するなど特殊な状況で使われる免疫抑制剤であり、また、服用している人に糖尿病の発症が増えるなどの副作用もあるため、ラパマイシンを健康目的に使うことは現実的でありません。

では、実際に私たちが、ラパマイシンに関する知識を生かすにはどうしたらよいのでしょうか？

ｍＴＯＲを抑え、長寿になるカギを２つ紹介しましょう。

その１つが、先に述べた「カフェイン」です。カフェイン投与がｍＴＯＲを抑え、これがカフェインの寿命延長効果のメカニズムであると考えられているのです。

ヒトにおいても、コーヒーやお茶を長期間摂取すると、糖尿病や心臓病、アルツハイマー病などの病気が改善し、長寿につながっているというデータが出てきています。

日本人が長寿なのは、緑茶を飲む習慣が影響を与えている可能性があります。

２つ目が「ココナッツオイル」です。炭水化物を控え、ココナッツオイルを摂ると、ココナッツオイルに豊富に含まれる中鎖脂肪酸が体内でケトン体に変わります。このケトン体が、腸内細菌に良い影響を与えるほか、ｍＴＯＲを抑制し、ＦＯＸＯ（フォクソ）という長寿遺伝子を活性化して、体を「長寿モード」にギアチェンジさせることがわかったのです。

長寿のためにココナッツオイルを取り入れるのも一法です。

以上、世界が科学的に認めている7つの長寿法について解説しました。70歳の壁を越えるためにヒントにしていただきたいと思います。

【注】ここで疑問に思った方は鋭いです。

157ページの図23で説明しましたが、筋肉の合成過程においては、mTORが活性化することが重要です。ただ、「ラパマイシンを使うと、mTORが抑えられた結果、筋肉合成が進まなくなるのではないか？」という疑問が生じます。

しかし、実際には、mTORは、2つのタンパク質複合体から成り（mTORC1とmTORC2）、ラパマイシンが抑えるのは、mTORC1のみで、しかも完全に筋肉においてmTORC1を抑えられるわけではなく、筋肉合成に関しては、ラパマイシンを投与しても筋肉合成を妨げられないことがわかっています。

筋肉が作られるためには、mTORC1以外の、mTORC2や未知のmTOR複合体、ラパマイシン非感受性のmTORC1が関係しているのです。

実際、ラパマイシンを投与されたマウスやmTOR遺伝子の発現を抑制したマウスを見ても、筋力の低下はみられず、むしろマウスの運動量が増加したという結果がでています。

結論としては、カフェインやココナッツオイルを使ってmTORを抑えても、寿命は延長しますが、筋肉合成に問題はないということです。

菌トレのレシピ――日本人の腸内細菌に合った食材がある

さて、これまで述べたとおり、日本人の腸内細菌は世界的に見ても特殊です。

日本人の腸内細菌は、炭水化物を利用して、アミノ酸やビタミンを作る腸内細菌が多いのが特徴です。

日本人は炭水化物をうまく利用して、筋肉のもとになるアミノ酸を効率的に作ることができる民族だということです。

ことに日本人の場合、肉を食べて得られるアミノ酸から筋肉を合成するよりも、豆、野菜、果物を食べてそれを腸内細菌が分解して酪酸を作り、この酪酸の作用によって筋肉を合成させる道筋のほうが、より筋肉の合成にとって重要だということです。

次に、どのような食事を摂ると酪酸が増え、筋肉量を保つことができるのか、１９０ページから11品目の具体的なレシピを紹介します。

この「おすすめレシピ」については、料理研究家のタケル氏の制作によります。

なお、以下には前記11品目に加える形で、〈主菜〉〈副菜〉〈ごはん・汁物〉に区分しつつ、１９０ページからのレシピの、いわば前段としてそれぞれの素材を挙げました。料理のお好きな読者の方などは、ぜひここからあなたなりのレシピを考えてみてください。

〈主菜〉

・オクラと長いもの肉巻き

オクラ、長いも、豚三枚肉薄切り、薄力粉。酒・みりん・しょうゆ、ごま油。

・海苔サンドつくね

海苔、鶏ひき肉、青ねぎ。酒、砂糖、しょうゆ、片栗粉、塩、ごま油。

・ワカメとアサリのバター蒸し

カットワカメ、アサリ。酒、みりん、しょうゆ、水、バター。

・ヒジキハンバーグのきのこトマトソース

ヒジキ（ドライパック）、合い挽き肉、ねぎ、パン粉、しめじ。牛乳、卵、塩、おろしにんにく、水、トマトケチャップ、しょうゆ・砂糖。

・ワカメのオープンオムレツ

カットワカメ、卵、大豆（ドライパック）、ベーコン。にんにく、オリーブオイル、塩・こしょう。

・トマトの卵炒めモズクあん

モズク、卵、トマト。酢・しょうゆ、砂糖、ごま油、塩・こしょう。

・ワカメと豚こまのつまみ揚げ

ワカメ、豚こま。酒、しょうゆ。——天ぷら衣に入れる。

・大根のグラタン

大根、ピザ用チーズ、パセリ（乾燥）、絹ごし豆腐。顆粒和風だし、味噌、薄力粉、塩・こしょう。

・ヒジキ納豆チーズオムレツ
ヒジキ、青ねぎ、チーズ、削り節、卵。塩・こしょう。

〈副菜〉

・揚げごぼうと人参の南蛮漬け
ごぼう、人参、昆布。酢・みりん・しょうゆ、砂糖、水、赤唐辛子、削り節。

・ワカメとえのきだけのペペロンチーノ
ワカメ、えのきだけ（パスタに見立てる）。オリーブオイル、にんにく、唐辛子、塩・こしょう。

・早煮昆布と大根のピリ辛煮
早煮昆布、大根、にんにく。酒、砂糖、しょうゆ、豆板醤、ごま油。

・ヒジキとアボカドのサラダ
ヒジキ、アボカド。フレンチドレッシング。

〈ご飯・汁物〉

・ごぼうのドライカレー
ごぼう、玉ねぎ、合い挽き肉。サラダ油、小麦粉、カレー粉、削り節、トマトケチャップ、砂糖・

しょうゆ、水。

・ヒジキの韓国風混ぜご飯

ヒジキ（ドライパック）、キムチ、ご飯（温かいもの）。ごま油、しょうゆ、白いりごま。

・海藻パスタ

パスタ、海苔、にんにく、セミドライトマト、イタリアンパセリ、パルメザンチーズ。白ワイン、オリーブオイル、白こしょう、塩、魚醤。

・もち麦、長いもの黒豆ご飯

米、もち麦、長いも、黒豆。酒、塩、昆布。

・もち麦ワカメご飯

米、もち麦、ワカメ。しょうが、ごま、しょうゆ。

・もち麦のミネストローネ

もち麦、玉ねぎ、にんにく、赤パプリカ、ウインナーソーセージ。オリーブオイル、コンソメ顆粒、水、塩・こしょう。

・もち麦と手羽先のサムゲタン風

もち麦（炊いたもの）、手羽先、大根、にんにく，しょうが。酒、塩、水。

・もち麦ときのこのツブツブサラダ

もち麦（炊いたもの）、きゅうり、パプリカ、しめじ。和風ドレッシング。

・もち麦とかぼちゃのスープ
もち麦（炊いたもの）、かぼちゃ、玉ねぎ。バター、塩・こしょう。
・モズクとトマトの味噌汁
モズク、トマト。——味噌汁の仕上げに加える。

〈常備〉
・万能きのこストック
しめじ、舞茸、しいたけ、えのきだけなど好みのきのこと酒、みりん、薄切りにんにくをフライパンに入れて酒蒸しします。——そのまま副菜としても食べられますが、いろいろな料理に応用できる作り置きとして重宝するものです。

より良い腸内フローラのために

最後に、前記の種々の食品素材に関しての意義を記しておきたいと思います。

老いの壁を越える腸内フローラを作るには、酪酸が重要な役割を果たしていますが、酪酸は酪酸菌しか作ることができません。では、その酪酸菌を腸の中で増やすにはどうすればよいでしょうか？

酪酸菌は直接食事から摂るのは難しいのですが、酪酸菌のエサとなる食物繊維を多く含んだ食材を食べることで、酪酸菌の活動が活発になり増やすことができます。

食物繊維には水溶性と不溶性の2種類があって、酪酸のエサとなるのは**水溶性の食物繊維**です。水溶性の食物繊維を多く含むおもな食材は、先にも出てきた以下のものが挙げられます。

- **海藻類**　ワカメ、昆布、ヒジキ、海苔など。
- **穀類**　もち麦、ライ麦パン、玄米など。
- **野菜類**　長いも、ごぼう、トマト、大根、人参、きのこ類、ブロッコリー、かぼちゃ、オクラ、ピーマン、切り干し大根、蓮根、ほうれん草など。
- **果物**　アボカド、りんご、プルーン、バナナなど。

これら水溶性の食物繊維が多く含まれている食材のなかでも、**いちばんに挙げられるのが海藻類**です。日本人にはなじみのある食材で、かんたんに手に入り、保存も利きます。

ところが、家庭の食事も洋風化が進み、味噌汁の具に使うワカメか、せいぜいおにぎりや手巻き寿司に海苔を使うくらいしか食べられていないのが現状です。

もち麦も最近注目されていて、玄米と比べても数倍酪酸菌を増やす効果があります。果物や野菜などにも水溶性の食物繊維が入っているものがありますので、意識して食べるようにしたいものです。

まずは、以上の食材の特徴を知り、その使い方の工夫を知ることで、気軽に使えるようになっていきます。

さて、それではこれから、次ページより「おすすめレシピ」を掲載します。レシピは、前述したように、タケル氏にお願いしました。

もち麦ミネストローネ

◉材料（2人分）

A［にんにく　みじん小さじ1
　オリーブオイル　大さじ1

ベーコン　100 g －1cm 角

B［玉ねぎ　1/2個
　セロリ　1本
　じゃがいも　1個
　キャベツ　1/4 個
　にんじん　1/2 本
　トマト中　1個－皮と芯を除く
　以上を1cm 角に切る

C［白ワイン　大2
　チキンスープ　4カップ

D塩　小1・白こしょう　少々

もち麦　1/4 カップ－ストレーナーに入れ、さっと水を通す

◉作り方

1 厚手の鍋にAを合わせ中火にかける。香味がたったら、ベーコンを加え弱火でゆっくり炒める。

2 Bを順に加え炒め、Cを加え約20分中火で煮る。

3 Dで味を整え、もち麦を加え好みの硬さに火を通す

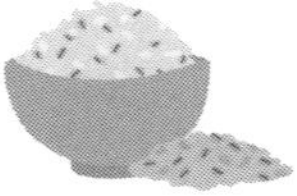

海藻パスタ

◉材料（2人分）

パスタ　160g

A水1.5ℓ・塩大さじ2

B［にんにく　みじん大さじ1
　オリーブオイル　大さじ3

セミドライトマト　千切り大さじ1

白ワイン　大さじ3

C魚醤　大さじ1・白こしょう　少々

海苔　4つ切り10枚

イタリアンパセリ　3茎　小口切り

パルメザンチーズ　適宜

◉作り方

1 Aを沸騰させ、パスタをアルデンテに茹で始める。

2 フライパンにBを合わせ中火にかけ、セミドライトマトを加え炒め、白ワインを加えさっと煮立て、Cで味を整え、パスタの茹で汁1カップとパスタを掬い入れ、海苔をちぎって合わせる。

3 器に盛り、イタリアンパセリとパルメザンチーズをかけていただく。

バナナの　ココアヨーグルトかけ

◉材料（2人分）

プレーンヨーグルト　2カップ－水を切り、ストレナーに厚手のペーパータオルを敷き、ヨーグルトをあけて30分おく。
バナナ　1本
レモン汁　大さじ1
ハチミツ　大さじ1～2
ココアパウダー　小さじ2

◉作り方

1 器に水切りしたヨーグルトを大さじ2～3盛り、1cmの輪切りにしたバナナにレモン汁をかけて、あしらい、ハチミツをかけ、茶漉しを通してココアパウダーを振る。

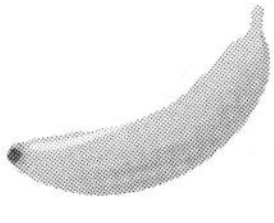

もち麦とかぼちゃのスープ

◉材料（2人分）

バター　大さじ2
玉ねぎ　1/2個 －繊維を断ち切り薄切り
栗かぼちゃ　500ｇ－皮と種を除き、ひと口大に切る。
三温糖　小さじ1
チキンスープ　2カップ
牛乳　1と1/2 カップ
Ａ塩小さじ1・白こしょう　少々
もち麦　大さじ2－さつと水を通す

◉作り方

1 厚手の鍋を中火で熱し、バターを溶かし玉ねぎを蓋を10秒して蓋を除き10秒しっかり炒めと繰り返す。しんなりしたらあらかじめ三温糖をまぶして、15分置いたかぼちゃを加え炒める。
2 かぼちゃの表面が透き通ってきたら、チキンスープを加え蓋をして10分煮る。スティックミキサーでピューレ状にする。牛乳を加減をみて加え、Ａで味を整え、もち麦を好みの食感に火を通す。

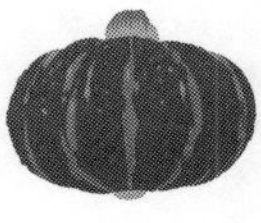

ワカメのオープンオムレツ

◉材料（2人分）

ワカメ　戻して1/4カップー筋を除いて3cm長さに切る

ミニトマト　4個ーヘタを除き4等分に切る

ナチョラルチーズ　1/4カップ

卵　2個

サワークリーム　大さじ2

A塩・白こしょう　少々

バター　適宜

パルメザンチーズ　大さじ2

パセリ　みじん切り大1

◉作り方

1 ボールに卵を割り入れ、カラザを除き、白身を切りながらとく。サワークリームを加え混ぜ、ワカメ、ナチュラルチーズを混ぜる。Aで調味する。

2 バターを塗ったオーブンウエアーに入れ、トマトを散らし、パルメザンチーズを全体にふり、210℃のオーブンで10分焼く。途中少し固まったところで、一度混ぜると良い。焼き上がりにパセリを散らす。

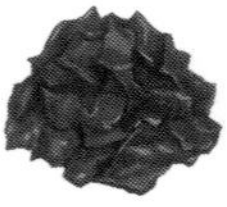

オクラと長芋の肉巻き

◉材料（2人分）

オクラ　4本ー板ずりして、なり口を切り落とす

長いも　6cmー1cm幅の棒状に切る

豚三枚肉薄切り　100g

塩　小さじ1/2

薄力粉　適宜

ごま油　大さじ1

A［酒　大さじ3
　みりん　大さじ1
　しょうゆ　大さじ1

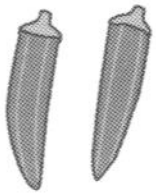

◉作り方

1 豚三枚肉に塩をして15分おく。豚三枚肉を縦に2枚、真ん中を少し重ねておく。

2 茶漉しなどを通して薄力粉を薄く全体に振り、オクラを1本分、4等分した長芋を横に置き、豚三枚肉でしっかり巻き、巻き終わりを下にしておく。残り3本も同じように巻く。

3 全体に茶漉しを薄く薄力粉を振る。フライパンにごま油を中火の弱で熱し、巻いた豚三枚肉の巻き終わりを下にして入れ、全体に焼き色を付ける。Aを加え、汁気のなくなるまで、炒り煮にする。半分に切って切り口を見せて盛り付ける。

ヒジキ納豆オムレツ

◉材料（2人分）

A
- 芽ヒジキ（乾燥）　大さじ2ー水で戻し、ストレーナーに取り、磯臭さがなくなるまで流水で洗う
- 納豆　1/2カップ
- 長ねぎ　1/4本ーみじん切り
- 梅干し　1個ー果肉をたたく

卵　2個ーカラザを除き、溶く
酒　大さじ2
オリーブオイル　大さじ1

◉作り方

1 Aを混ぜておく。フライパンに中火でオリーブオイルを熱し、酒を合わせた卵液を流し入れ、1～2秒置き、少し固まったところを大きくまぜ、弱火にして、Aを卵の中心に横長に広げ手前の卵をかぶせ、向こう側の卵もかぶせ、フライパンのへりを利用して形を整え、皿に返す。
2 好みで醤油を落としても良い。

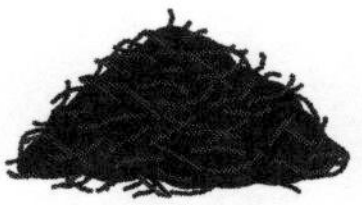

大根グラタン

◉材料（2人分）

大根　5cm ー皮を厚めに剥き、小さめのひと口大の乱切りにする
ベーコン　30g ー3cm大に切る
バター　大1
白こしょう　少々

A
- 卵　2個
- マヨネーズ　大さじ3
- パルメザンチーズ　大さじ3
- 白こしょう　少々

◉作り方

1 フライパンにバターを熱し、ベーコンを中火の弱でゆっくり、脂を出すように炒め、大根を加えてベーコンの脂が馴染むようにさっと炒め、白こしょうをふる。
2 オーブンウエアーに取り出し、室温にさます。Aを混ぜ合わせ、オーブンウエアーに流す。210 ℃に予熱したオーブンで10分、表面に焼き色の付くまで焼く。

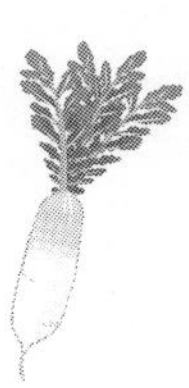

細切り昆布と大根のピリ辛煮

◉材料（2人分）

細切り昆布　10g ーストレーナーに入れ、さっと水を通す
大根　10cm ー皮を厚めに剝き、ひと口大の乱切り
A 生姜　千切り大さじ1・ごま油大さじ1
赤唐辛子　少々
B ┌酒　大さじ3
　 │水1/4カップ
　 └みりん　大さじ1
薄口醬油　小さじ1

◉作り方

1 フライパンにAを合わせ、中火にかけ、赤唐辛子、大根を加えて炒め、細切り昆布の水気を切って加え、炒める。

2 Bを順に加え5分煮る。水気が程よくなったら薄口醬油を加えさっとひと煮する。

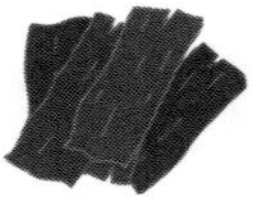

豆苗とワカメのサラダ

◉材料（2人分）

豆苗　1束ー根を落とし、長さを半分にする
ワカメ　戻して1/4カップー筋を除き3cm大
ねぎ　1/2本ー3cm長さの白髪ねぎにする
A ┌ごま油　大さじ3
　 │にんにく　みじん小さじ1/3
　 │米酢　大さじ2
　 │醬油　大さじ1
　 │塩こしょう　少々
　 └白ごま　大さじ1

◉作り方

1 豆苗、ワカメ、白髪ねぎを器に形よく盛る。Aを小鍋で熱し、掛け回し、白ごまをあしらう。

2 よくまぜて食す。

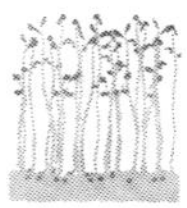

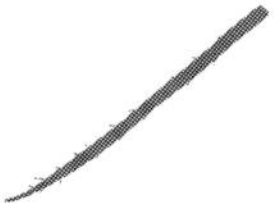

ごぼうのドライカレー

◉材料（2人分）

豚三枚肉　250ｇ－あらみじん切り
A［にんにく　みじん大さじ1/2
　 生姜　みじん大さじ1
ごま油　大さじ1
三温糖　小さじ1
カレー粉　大さじ2～2と1/2
玉ねぎ　みじん切り1/2カップ
塩　小さじ1
B［ごぼう　1本（30cm）－5mm角
　 にんじん　5mm角1/2カップ
C［白ワイン　1/4カップ
　 チキンスープ　2カップ
D［オイスターソース　大さじ1
　 醤油　大さじ1/2
　 こしょう　少々

◉作り方

1 厚手の鍋にごま油とＡを合わせ中火で香味が立つまで炒め、豚三枚肉を加え炒める。
2 三温糖を加え炒め、カレー粉を加えしっかり炒める。玉ねぎを加えしんなりするまで炒め、塩を加えＢを加えさらに炒め、Ｃを加え蓋をせずに10分混ぜながら弱火で煮る。
3 味をみてＤを加えさらに、汁気が程よくなるまで煮る。好みの炭水化物と合わせる。レタス等に包んでも美味しい。炭水化物は、好みで雑穀ご飯・白飯・ナン等にかける形に。

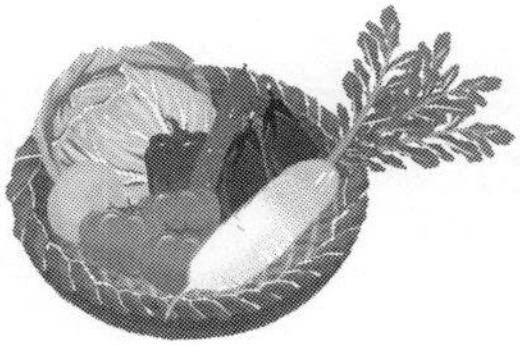

第5章　すべては腸と筋肉の連関につきる

「運動」が若返りのもと、NADを増やそう

人間誰しも、いつまでも若々しく生きたいと願うものです。

加齢とともに知らず知らずに訪れる老化の波は恐ろしく、「まあ、私はふつうに生きられたらいいわ」と思っている程度だと、気づいたらあっという間に急に老け込んでしまって、寝たきり寸前、ということにもなりかねません。

医師として患者さんを観察していると、「老化しないぞ！　老け込まないぞ！」という気力なしには、老化の流れをゆっくりにし、健康寿命を達成するのは難しい印象を持っています。

実際、加齢に対して否定的な考え方を持っている人、どうせ自分は75歳まで生きられないと考えている人では「老化のペース（ペース・オブ・エイジング）」が速いことが報告されています。

もっとも、気力だけではだめで、老化の理論やメカニズムを頭で理解しておくと、やる気も起きるし、正しくより効果的な老化予防ができるものです。

そのためには、繰り返しこの本で述べている「筋肉」を使うことが重要となります。

その老化予防における筋肉の役割について、話題のNADという物質をもとに、そのメカニズムを説明しましょう。

ヒトが歳をとってくると、脳、筋肉、肝臓、脂肪などのさまざまな組織で、次第にNADという栄養素が低下してきます。皮膚のNADも年齢とともに作られなくなり、大幅に低下し、しわやたるみ

など皮膚の老化が進むこともわかっています。

ＮＡＤが少なくなってくると、老化が進行します。

このＮＡＤ（ニコチンアミドアデニンジヌクレオチド）は、ヒトを含めたほぼすべての生物が持っている代謝物です。

そして、ＮＡＤは、クエン酸回路や解糖系など、生物がエネルギーを作り出す回路において、「補酵素」として重要な役割を果たしています。

また、ＮＡＤは補酵素として働くだけではなく、ＤＮＡに傷がついたときにそれを修復するＤＮＡ修復酵素の働きを助けたり、長寿遺伝子であるサーチュインが活性化するときにも重要な働きをしています。

実際、肥満や糖尿病、アルツハイマー病など、老化と関連する病気をもっている患者では、ＮＡＤレベルは減少してしまっています。

ＮＡＤレベルの低下は、エネルギー代謝の低下や、遺伝子の修復障害、長寿遺伝子サーチュインの機能低下につながり、これらの病気の発症と関連しているのです。

では、加齢とともに減ってしまうＮＡＤを補給したらどうなるのか？

そう思いますよね？

ただ、ＮＡＤを増やすために、ＮＡＤそのものを飲んでも効果がありません。

なぜなら、ＮＡＤは細胞の膜を通過することができないので、ＮＡＤそのものを飲んでも、ＮＡＤ

は細胞膜やミトコンドリア内膜を通過できずに、細胞内に届かないのです。

ですから、NADを増やすためには、細胞膜を通過して細胞内に届き、細胞内でNADに変わってくれる物質を飲まないといけません。

それが、「NMN（エヌエムエヌ）」という物質で、NADの前駆物質なのです。

NADが体内で作られていく道筋（代謝経路）を知る

NMNは、飲むと体内で細胞膜を通過し、細胞内でNADに変換され、NADを増やすことができることがわかっています。

NMNは、ブロッコリーや枝豆にも含まれていますが微量であるため、NMNは、サプリメント化されています。

そんなわけで、現在、NMNというサプリメントを飲んでいる人が増えています。

ホリエモンなどの著名人や健康情報に敏感な人に多い印象です。

アンチエイジング医学の領域でも非常に脚光を浴びています。

NMNは、もともとはトリプトファンやビタミンB3（ニコチン酸、ニコチンアミド）から体内で作られている栄養素です。

NMNは、正式名称を、ニコチンアミドモノヌクレオチドと言います。

NMNからNADが体内で作られていく道筋（代謝経路）を説明しましょう。ここでは、図24に沿

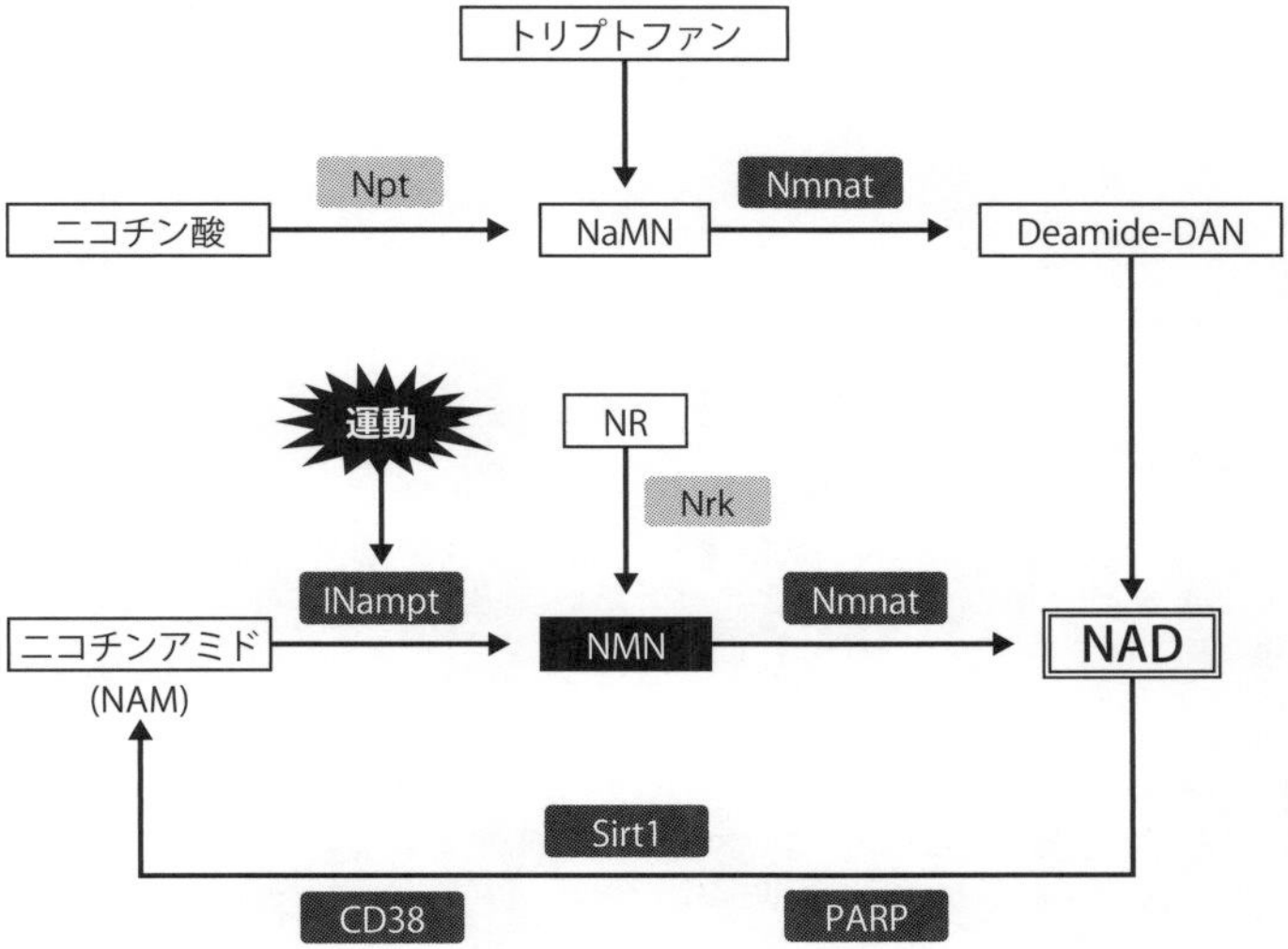

Kidney lnt 88：691,2015より改変

図24　NADの合成・消費経路

ってそれを行います。

　ＮＡＤはニコチン酸、トリプトファン、ニコチンアミドから作られます。

　ニコチン酸とニコチンアミドの２つを総合してビタミンＢ３と呼びます。

　ただ、ＮＡＤは、哺乳類ではおもに、ニコチンアミド（ＮＡＭ）から合成されます。

　ニコチンアミドは細胞内型 nicotinamide phosphoribosyltransferase（ＩＮａｍｐｔ）により、「ＮＭＮ」となり、ｎｉｃｏｔｉｎａｍｉｄｅ／ｎｉｃｏｔｉｎｉｃ ａｃｉｄ mononucleotide adenyl transferase（Ｎｍｎａｔ）により「ＮＡＤ」となります。

「ＮＡＤ」はＳｉｒｔ１に代表されるサーチュイン（Sirtuin）という長寿遺伝子、ＤＮＡ修復酵素 poly-ADP-ribose polymerase

（PARP）、カルシウム代謝に関係しているNADヌクレオシダーゼであるCD38などによって利用され、ニコチンアミド（NAM）に変換されます。

また、NMNはnicotinamide riboside（NR）からもnicotinamide riboside kinase（Nrk）によっても合成されます。

トリプトファンやニコチン酸からのNAD合成経路は「de novo pathway」、ニコチンアミドなどからの合成経路は「salvage pathway」と呼ばれます。

NADを増やそうとしてNADを飲んでも、うまく細胞の中に入っていかないのでNADは増えません。

そこで、図25を理解していただくとおわかりのとおり、NADの前駆体である、NMNを飲むと、体内でNMNはNADに変わってくれ、NADを増やすことができます。

NADの前駆体であるNMNを服用させることにより、加齢に伴うNADの低下を防止することができ、糖尿病やアルツハイマー病などの加齢関連の病気の改善に有効なことが動物実験を中心に報告されています。

実際、NMNはDNAの傷の回復を促進し、神経細胞の老化を改善させ、マウスの寿命を延長させることが報告されています。

現在、ヒトに対する臨床試験が世界中で行われており、健常人では副作用もなく、安全性が高いことから、ワシントン大学の今井慎一郎教授らはヒトにおいてさらなる臨床試験を実施し、その有効性を、一流誌『サイエンス』に論文として報告しています。

長い前置きとなりましたが、若返り栄養素であるＮＡＤと、筋肉との関係とはどこにリンクしてくるのでしょうか？

腸内細菌が若返りのもと、ＮＡＤを作り出す！

２０１ページの図24を見てください。

実は、筋肉を使って運動すると、ＮＡＤの律速酵素であるＩＮａｍｐｔが活性化するのです。すると、ニコチンアミド↓ＮＭＮの流れが促進され、ＮＭＮからＮＡＤを増やすことができるのです。

ＮＭＮを服用し老化を予防することには期待が持たれます。

ただ、ヒトがＮＭＮを服用することについて、ＮＭＮを服用しなくても、あなたが持っている筋肉を使って運動することが、若返りの栄養素であるＮＡＤを増やすことにつながる「今すぐできること」なのです。

「若返りの決め手」として世界から注目を浴びている栄養素、ＮＡＤが筋肉を使うと増えることを説明しました。

ここでは、「腸を整えることで、このＮＡＤを増やせる」という最新の論文を解説します。

もう一度図24（２０１ページ掲載）を見てください。

前にも説明しましたが、加齢とともに減少してしまうＮＡＤを補充すると、抗老化作用が見られます。

ただし、ＮＡＤそのものを服用しても、ＮＡＤは細胞膜を通過できないため、細胞に届きません。ですので、細胞膜を通過できるＮＭＮのサプリメントが売れているのでしたね。

ところで、最近、究極の次世代善玉菌と呼ばれ、この本でも何度も登場している「アッカーマンシア・ムシニフィラ」という腸内細菌が、ニコチンアミド（ＮＡＭ）を腸内で作っていることがわかりました。

２０１ページの図24を見ていただくとおわかりになるように、ニコチンアミドは、ＩＮａｍｐｔという酵素により、ＮＭＮとなり、最終的には、ＮＡＤになってくれます。

したがって、アッカーマンシア・ムシニフィラという腸内細菌は、若返りの栄養素を体内で作っていることになります。

先述したとおり、この腸内細菌アッカーマンシア・ムシニフィラは、人口の約５％が持っているといわれており、「ブルーゾーン（世界の5つの長寿地域）」の1つ、沖縄県大宜味村の長寿者の腸内フローラに多い菌です。

アッカーマンシア・ムシニフィラは、腸の粘膜を守る働きをするムチン層を厚くし、腸のバリア機能、免疫力を高めてくれます。

復習になりますが、もともとアッカーマンシア・ムシニフィラは、ムチン（粘液）を分解する菌ですが、私たちの体に「ムチンを作れ」という刺激を与えてくれます。つまり、ムチンを食べながら増やす働きをしている腸内細菌でしたね。そして、糖尿病の人は、アッカーマンシア・ムシニフィラが不足しています。

アッカーマンシア・ムシニフィラは、前述したように、傷ついた腸粘膜の細胞と細胞のすき間を密着結合させ、腸のもれやすさ（透過性亢進《こうしん》）を防ぎ、腸管の粘膜のバリアがすかすかになった状態を改善してくれます。

実際に、アッカーマンシア・ムシニフィラを飲むと、血液中の毒素が血液中に漏れづらくなり、それによって全身の毒素血症が減り、慢性炎症が抑えられます。ヒトにアッカーマンシア・ムシニフィラを飲ませた研究報告があり、実際に糖尿病や肥満、動脈硬化に効果があることがわかっています。

このようなわけで、アッカーマンシア・ムシニフィラは、次世代の「究極の善玉菌」と言われているのです。

しかも、アッカーマンシア・ムシニフィラが若返りの栄養素であるＮＡＤの素を増やしてくれるとなれば、さらに素晴らしいことです。

菌トレは筋肉をつけ、神経やメンタルなどにも良い影響を与える

これは、腸を整えることは、老化を防ぐことになる理由の一つを提示する研究です。

では、どうすれば、このアッカーマンシア・ムシニフィラを増やせるのでしょうか？

肥満も防ぐこの腸内細菌アッカーマンシア・ムシニフィラを増やすのは、ブドウやクランベリーに

含まれるポリフェノールや緑茶のエピガロカテキンガレート、薬剤であれば漢方の「防風通聖散《ぼうふうつうしょうさん》」であることがわかっています。

アッカーマンシア・ムシニフィラの作り出す、ニコチンアミドはＮＡＤの素ですが、実は脳神経系を保護する作用が注目されています。

みなさんは「ＡＬＳ（筋萎縮性側索硬化症）」という病気をご存じでしょうか？

ＡＬＳは、筋肉を動かす神経が障害を受け、次第に筋肉が痩せて力がなくなる原因不明の病気です。

ＡＬＳの治療研究支援を目的にバケツに入った氷水を頭から被って募金するチャリティー運動「アイスバケツチャレンジ」が注目を浴びたことを覚えているでしょう。

米俳優のトム・クルーズや、映画監督のスティーヴン・スピルバーグ、マイクロソフトの創業者ビル・ゲイツ、さらにはジョージ・Ｗ・ブッシュ元大統領もチャレンジに参加し、運動が広まりました。

実は、このＡＬＳのモデルマウスがあります。

このＡＬＳモデルマウスの腸の中を無菌状態にしてしまうと、この神経の病気がより進行し、死亡率が急上昇してしまいます。

この結果から、本来マウスの神経を保護する作用を持っている腸内細菌が存在するのだろうと推測されたのです。

さらに詳しく検討を重ねた結果、マウスの腸の中に存在するアッカーマンシア・ムシニフィラがニコチンアミドを作っており、これがマウスの神経保護に役立っているのだということがわかったのです。

実際、ヒトのＡＬＳ患者ではニコチンアミドの産生が低下しています。

このように、アッカーマンシア・ムシニフィラなどの腸内細菌は、長生きにも、神経の保護にも重要なことがわかります。

本書で述べている「菌トレ」はもちろん筋肉をつけますが、神経やメンタルなどにもよい影響を与えるのです。

発見されたＮＡＤ栄養素のもと「ＮＲ産生腸内細菌」

最後に、若返りの栄養素ＮＡＤのもととなる栄養素を作り出す腸内細菌が見つかったことをご紹介しましょう。

「ＮＲ産生腸内細菌」が発見されたのです。

再々度２０１ページの図24を見てください。

ＮＭＮの上に、「ＮＲ」という栄養素があります。

このＮＲは、まずＮｒｋという酵素によっていったんＮＭＮに姿を変えて、その後にＩＮａｍｐｔという酵素によって若返りの栄養素ＮＡＤに２ステップで変換されます。

「フルクトバシラス（Fructobacillus）」という腸内細菌がいます。

この腸内細菌は、フルクトースという糖を食べて、菌体内に、NRとNMNを蓄積します。

そして、NRを菌体外に分泌するのです。

このような菌を増やす腸活ができれば、NMNのサプリメントを飲まなくても、長生きの素であるNADを増やし、健康で長生きができる可能性があります。

なぜ、筋トレをすると精神が安定するのか？

「トリプトファン」という必須アミノ酸があります。

トリプトファンには筋肉を大きくする作用があることからトリプトファン入りのサプリメントやプロテインを飲んでいる人も多いでしょう。

ところで、このトリプトファンの代謝が、精神の安定や、うつ（鬱）病や統合失調症といったメンタルの問題と深く関連することがわかってきました。

食事から体内に入ってきたトリプトファンの約95％は、次ページの図25の「キヌレニン経路」によって代謝されます。

キヌレニン経路の最終代謝産物は、NAD（ニコチンアミドアデニンジヌクレオチド）です。

NADは、最近、抗加齢医学の分野で話題の老化と関連している物質です。

NADは老化とともに全身の臓器で不足してきて、NADの低下は、老化を進行させてしまうの

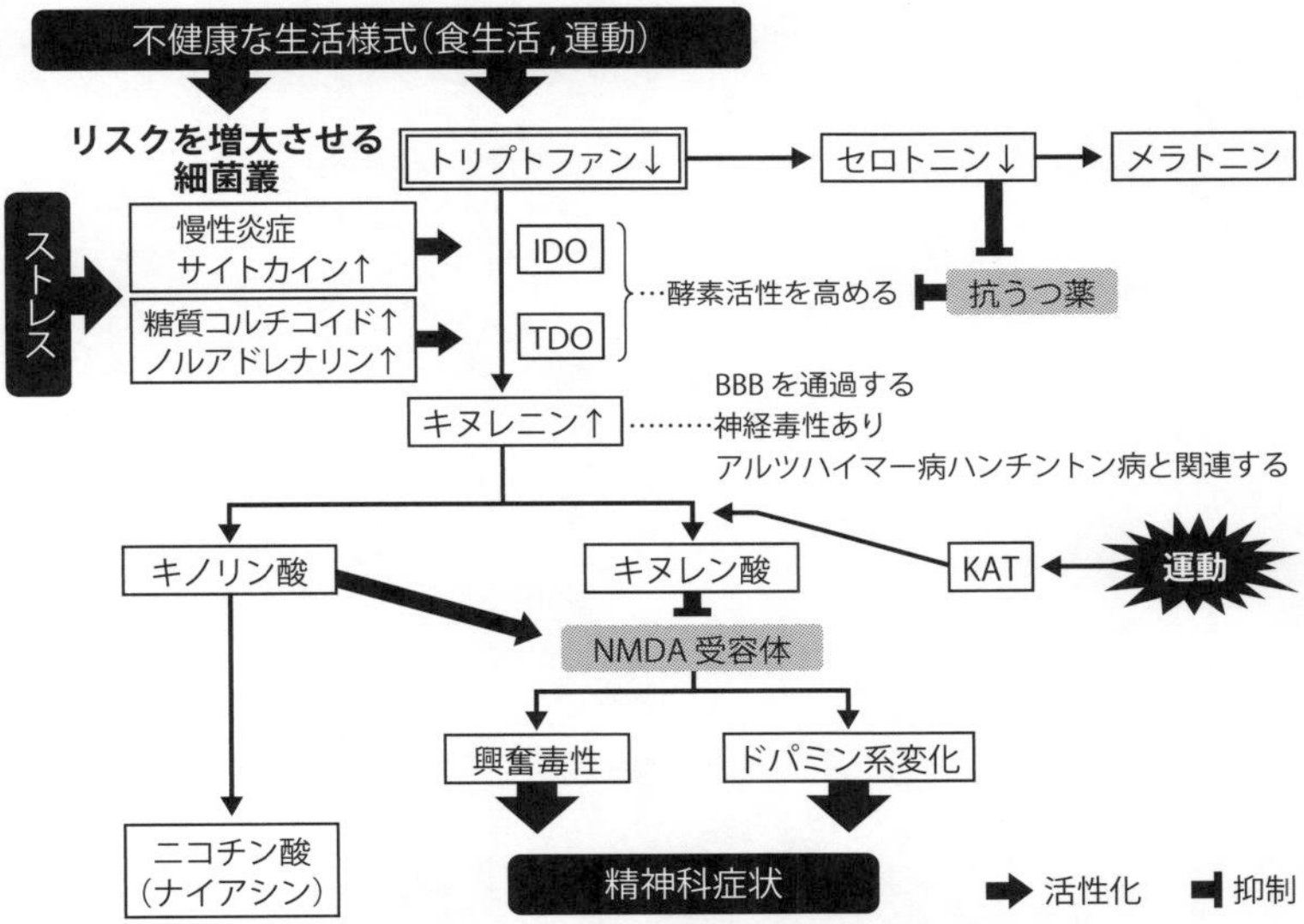

図25　トリプトファンのキヌレニン経路による代謝

で、ホリエモンなどの著名人がＮＡＤの前駆体であるＮＭＮ（ニコチンアミドモノヌクレオチド）を服用している人もいるのでしたね。

一方、食事由来のトリプトファンの1～2％は、セロトニン経路により代謝され、トリプトファンは幸せホルモンである「セロトニン」という神経伝達物質が生合成されます。

さらに、セロトニンは脳内で代謝を受けて、睡眠調節作用や生体リズムを調節するホルモンである「メラトニン」が生合成されます。

つまり、トリプトファンは、筋肉を大きくするだけではなく、幸せホルモンや睡眠ホルモンの源となる重要な栄養素ということになります。

筋脳連関でうつ病や統合失調症などを予防

「ストレスは万病のもと」です。

不健康な生活や、ストレスがかかると、体の中では慢性炎症が起こり、炎症性サイトカインが分泌されるようになります。またストレスがかかると、体の中にストレスホルモンであるコルチゾールやノルアドレナリンが分泌されます。

これによって、IDO（アイディーオー）やTDO（ティーディーオー）といった酵素の活性が高まります。IDOは、腸内細菌が作り出す毒素である有害なLPS（リポポリサッカライド）によっても活性が高まることがわかっています。

こういった慢性炎症や、酸化ストレス、腸内細菌の乱れが続くと、IDOの酵素誘導によってキヌレニン経路とセロトニン経路の代謝のバランスが崩れ、セロトニンができる経路よりも、キヌレニンができる経路に代謝のバランスが傾いていくことになります。

すると、「トリプトファン」は減少し、「キヌレニン」などの代謝産物の増加をもたらします。

問題は、キヌレニン経路で生合成される、「キヌレニン」、「キヌレン酸」、「キノリン酸」などの各種代謝産物に「神経毒性」があることです。

「キヌレン酸」は、統合失調症の脳や脳脊髄液中で増加しています。

「キノリン酸」は、神経毒性があり、アルツハイマー病やハンチントン病などの神経変性疾患の病態と関連しています。

「IDO」は炎症性の脳神経疾患で増えています。

最近はうつは脳脊髄液中の「神経炎」が原因とされています。

うつ病などの精神疾患の原因は慢性的な脳神経系の炎症にあるというのです。

うつをはじめとする炎症が関わっている脳神経疾患では、ＩＤＯの活性が異常に亢進しており、脳内でのキヌレニン代謝の亢進が認められ、特にうつとの関係が示されています。

通常、脳の中には細菌や毒素などの有害物質が入ってこないように、バリア関門、「血液脳関門」（ＢＢＢ：blood-brain barrier）が存在し、脳を守っています。

しかし、「キヌレニン」は「血液脳関門」を容易に通過してしまいます。

脳や中枢神経に存在するキヌレニンは、その60％を血液脳関門を通して取り込み、残りは脳の中で作られているのです。

「キヌレニン」はストレスや炎症によって増加し、キヌレニンが脳内に移行すると、その神経毒性のために、うつ病や認知症、統合失調症の発症に関わります。

しかし、安心してください。

ここでも筋肉が大きな働きをしていることがわかってきました。

運動すると、骨格筋の転写共役因子ＰＧＣ－１α１（有酸素運動時に骨格筋で活性化する転写調節因子）を介して、「ＫＡＴ」（キヌレニンアミノトランスフェラーゼ）という酵素が活性化します。

ＫＡＴは「キヌレニン」を「キヌレン酸」へ変換してくれます。

「キヌレン酸」も神経毒性を持っていますが、キヌレン酸は血液脳関門を通過できないため、結果的に運動によってキヌレニンの神経毒性が脳に作用しなくなるのです。

運動によって骨格筋でＫＡＴが増加することにより、「キヌレニン」の代謝が生体にとって健康によい方向にシフトし、精神・神経の病気の予防になるということです。

かんたんに言うと、KATはうつの原因と考えられる毒素、キヌレニンの「解毒剤」です。筋トレすることによって、うつの解毒ができるということです。

運動し、筋肉を鍛えることで、うつ病や統合失調症、認知障害などの予防になるメカニズムがわかってきたのです。

さらに、セロトニンやメラトニンなど有益なホルモンを増やし、心を安定することにつながるのです。

このような、筋肉と脳の関係を「筋脳連関」と呼びます。

キヌレニン経路を亢進させるストレスの怖さ

繰り返しますが、ストレスは怖いものです。

実際、精神疾患以外でも、ラットに電気ショックを与えると、脳のすべての領域でキヌレニンの量は有意に増加します。

精神的ストレス以外でも、酸化ストレスが背景にある病気ではキヌレニン経路が亢進しています。

たとえば、急性心筋梗塞《こうそく》を起こした患者のキヌレニンは増加しています。

糖尿病でもキヌレニン系の代謝が亢進しています。

このように、心身へのストレスの影響を減らすためにも、キヌレニン経路をいかに制御するかは、非常に重要な課題です。

運動がキヌレニン経路のバランスを調整してくれることは前述しましたが、運動以外にも方法が示唆されています。

一つはトリプトファンを摂取することです。

トリプトファンがどんどん分解されてしまうと、免疫で重要な働きをしているT細胞の増殖が抑えられてしまい、免疫力が落ちます。

しかし、トリプトファンを摂取すると、免疫反応が強化することがわかっています。

トリプトファンをたくさん含んでいる食べ物の代表はなんでしょうか？

バナナです。

バナナは腸の本来の力を取り戻すために非常に重要です。

「バナナがバングラデシュの栄養失調児を健康に発育させるために重要であった話」は後述します。

もう一つはナイアシン（ビタミンB３）を摂ることです。

ナイアシンを摂るとトリプトファンが増加し、ヒト免疫不全ウイルス１型感染患者の余命が伸びることが知られています。

子どもが健康に成長していくには健全な腸内細菌が必要

健康な腸内細菌を育てるにはトリプトファンを含んだバナナがおすすめと書きました。

これを裏付ける興味深い研究を、順に紹介していきます。

まず、子どもが健康に成長していくためには、腸内細菌を健康に育てる必要があるということがわかりました。

実は、世界中で３０００万人を超える小児が「中等度急性栄養不良」で苦しんでいます。

２歳までの栄養が不良だと、神経や免疫系の発達がうまくいかないことがわかっています。腸内細菌叢《さいきんそう》の発達が未熟のままになってしまい、成熟しないからです。

オードリー・ヘップバーンは腸内細菌が乱れていた？

これと同じことは、オードリー・ヘップバーンにも言えるかもしれません。

オードリーが10歳のとき、イギリスはナチス・ドイツに宣戦布告しました。

オードリーはイギリスから母親の住むオランダへ引っ越します。

オランダはナチスに占領され、一家は貧困となり、飢えにさいなまれました。

飢えたオランダ人はチューリップの根などまで食べていました。

オードリーも栄養失調となり、終戦の後も、栄養失調の後遺症でなかなか太ることができず、バレエの道を閉ざされたと言われています。

幼少期の栄養失調は長引き、その後の一生に影響を与えたと思われます。

このような事実から、おそらくオードリーの腸内細菌もかなり乱れていたと考えられます。

悲しいことに、現在の治療では単にいくらカロリーを含んだ食事を摂らせてもなかなか良くならない栄養不良の子どもたちがいるのです。

未熟な腸内細菌の構成が発達障害を起こす

貧困国の栄養失調の子どもには、栄養補助食品が配られています。

ところが、ＷＨＯなどが推奨している現在の栄養補助食品を十分に与えても、症状が完全に回復しない子どもたちがいます。症状はいったん改善しますが、完全には正常化せず、慢性的な低栄養状態に移行してしまうのです。

そして、その原因もよくわかっていませんでした。

そこで、ワシントン大学のジェフリー・ゴードン教授らは、新しい栄養補助食を作り出すために、壮大な研究を開始しました。

バングラデシュのダッカにある都市スラム街に住んでいた中等度の急性栄養失調の小児（１歳〜１歳半）１２３人を対象に研究を行いました。

ゴードン博士らは、小児を使った臨床研究を行う前に、前段階として入念に準備的な研究をしています。

慢性的な低栄養に移行した小児の腸内細菌には、構成パターンにある特徴が見つかりました。

低栄養児の腸内細菌は同世代の健康な子どもたちに比べて未発達なのです。成長するに従って本来増えるはずの腸内細菌が増えていませんでした。

栄養失調児の腸内細菌からは共通する14種類の腸内細菌が見つかりました。そしてこの腸内細菌群が存在すると、身長が伸びづらいこともわかりました。これらの腸内細菌群は、健康な幼児には見られないものでした。

つまり、これらの未熟な腸内細菌の構成は、発達障害と関係するものだったのです。

低栄養の幼児の便から採った腸内細菌を無菌マウスに移植すると、移植されたマウスの成長が著しく悪くなってしまいました。このマウスの血液を調べると、成長に関わる分子の量が著しく低下していました。

つまり、腸内細菌の「乱れ」が低栄養児の治療困難性の原因であるということがわかりました。

ゴードン博士は、この低栄養マウスを使って、「どのような構成成分の栄養補助食が成長するためには良いのか」を、マウスにさまざまな食品の組み合わせを食べさせ、マウスの成長やマウスの血液の生化学的検査を指標として徹底的に調べあげました。

低栄養の幼児と同じ腸内細菌を持ったマウスが、どんな食べ物を食べさせると成長してくれるのか、実験を繰り返したのです。

そして、バングラデシュなどの発展途上の貧困国でも手に入り、高価でなく、地元の植物性の食材で効果的な栄養補助食を開発しました。

この食品のプロトタイプにさらに細かい微調整を何回も繰り返して、最終的に栄養補助食を見事に完成させたのです。

さらに重要なことは、無菌マウスだけではなく、無菌ブタにも同様なことを行い、マウスだけではなく、ブタにおいてもこの補助食で体重の増加と血中アミノ酸の上昇が高まることを確認しました。

最終的に、実際にバングラデシュの小児に対して、開発してきた３種類の補助食を食べさせてその効果を確認し、そのなかの１種類が非常に効果的なことを確かめました。

バングラデシュの低栄養児を育てるにはバナナが欠かせなかった

この効果のもっとも高かった栄養補助食は「ＭＤＣＦ−２」と命名されました。

実際に『ニューイングランドジャーナルオブメディシン』という世界最高峰の科学誌に発表されたＭＤＣＦ−２の第３相臨床試験の結果があります。

これによると、バングラデシュの低栄養の小児にこのＭＤＣＦ−２を１日２回、３ヵ月食べさせると、他の栄養補助食を食べさせた小児よりも明らかに成長率が高いことがわかりました。身体が大きく成長したのです。

そして、ＭＤＣＦ−２を食べさせた幼児たちの血液を採って、５０００種類近くのタンパク質の分析を行い、その幼児の便を採って、その腸内細菌叢２００種類を分析しています。

ＭＤＣＦ−２を食べていた小児のタンパク質分析からわかったことは、脳神経や骨格の発達、免疫発達に関わるタンパク質が明らかに増え、炎症を起こす悪いタンパク質が低下したことです。

そして、ＭＤＣＦ－２を食べていた小児の腸内細菌では、健康なバングラデシュの小児に多い腸内細菌が増加し、腸内細菌叢が成長していることも判明したのです。

つまり、難治性の栄養不良の子どもに、単にカロリーをとらせるだけでは栄養不良は改善しないのです。

栄養不良の子どもの腸内細菌叢は未熟であり、そのためにいくらカロリーをとっても腸内細菌は育たず、そのために有益なアミノ酸が増えず、筋肉も骨も脳も育たなかったのです。

ゴードン博士らが作り出した栄養補助食、ＭＤＣＦ－２は、マウスやブタを使って腸内細菌を育てることをターゲットとして開発されたものなので、たった25グラム程度の栄養補助食であるのにもかかわらず、実際にヒトでも栄養不良児の発育を達成できたのです。

非常に手の込んだ徹底的な研究で、世界を変えるインパクトがある研究ですが、そんなに良い栄養素なら知りたいと思いますよね？

脳や骨格、身長を伸ばす食事、ＭＤＣＦ－２の中に含まれていた成分とはなんでしょうか？

それがバナナなのです。

この治療食の中には、バナナ以外にも、本書の中で何度も説明してきた、大豆、ヒヨコ豆などの豆類が含まれていました。

腸内細菌を育てるものが、「バナナ、豆」。

腸の中で、バナナや豆をもとに腸内細菌によって作られている栄養素が成長をもたらすのです。

筋肉や骨格の成長にとっても、腸を整える「菌トレ」が有効なことがわかる例でしょう。

筋肉を増やす漢方薬もある

実は、医学界で注目を浴びる漢方薬があります。

これには筋肉量を増やし、サルコペニアを防ぐ効果があります。「人参養栄湯《にんじんようえいとう》」という漢方薬で、科学的エビデンス（根拠）をたくさん持った漢方薬です。

人参養栄湯は、筋肉量を増やし、筋肉の質（筋質）の低下を防ぎます。

人参養栄湯は、高齢者フレイル患者の食欲や意欲を増やし、リハビリを促進します。

驚くべきことに、人参養栄湯は「転倒を抑える」ことが報告されています。

脳卒中を起こしたあとに人は筋肉も衰え、転びやすくなります。

しかし、人参養栄湯を飲んでいると転倒回数が減るのです。

人参養栄湯の保険適応は、「体力低下、全身倦怠感、食欲不振、寝汗、冷え性、貧血」です。わけもなく疲れやすい、気力や元気がない、食欲がない、顔色や皮膚につやがなく、かさかさしている、頭がふらつく、手足がしびれるなどの症状がある人に効くとされています。

ところで、たばこ病の一つ、肺気腫《はいきしゅ》という病気をご存じでしょうか？

たばこによって肺の組織が壊れ、息苦しくなってしまう病気です。慢性閉塞性肺疾患（ＣＯＰＤ）といいます。

肺気腫の患者さんは、常に呼吸が苦しく、全身の筋肉量が減ってしまいます。つまりフレイルになりやすいのです。

人参養栄湯は肺気腫などの慢性閉塞性肺疾患のフレイルを回復させ、食欲不振、疲労、不安、うつの改善をもたらすことが報告されています。

また、人参養栄湯は糖尿病の血糖コントロールを良好にします。糖尿病と筋肉とは深い関係があります。筋肉は伸び縮みするときに、血液中を流れている糖（血糖）を筋肉の中に取り込んで、血糖を下げる働きをしています。

人参養栄湯は、インスリンの効きやすさ（感受性）を高め、骨格筋間質のアシドーシスを補正することで糖尿病を改善します。

人参養栄湯は認知症を改善します。

認知症患者の脳には「アミロイドβ」という異常タンパクがこびりついてきます。

人参養栄湯は、この沈着を抑え、神経の破壊（脱ミエリン化）を抑え、神経の新生を促進し、高齢者の物忘れを改善させるという報告があります。

人参養栄湯は抗がん剤治療において、免疫を高め、食欲不振などを抑えます。

老化モデルマウス（クロトー欠損マウス）の歩行速度を早くし、寿命を長くします。テロメアの長さを長くするからです。また速筋（腓《ひ》腹《ふく》筋）と遅筋（ヒラメ筋）を増やし、正常老化モデルマウスの精巣を大きくします。

「過敏性腸症候群」の起序と解消法

閑話休題で、筋肉を増やすということでは、スマホで使えるおすすめアプリもあります。

・スクワット・チャレンジ

・インターバル速歩

このようなアプリを、適度な運動に利用することも一法です。

といっても、日本全国の短命村と長寿村、合計９９０町村を調べた東北大学名誉教授、近藤正二教授の長寿村の食と寿命の関係を分析した研究でも、長寿とは結局は食が決めるとわかっています。

本題に戻っていきましょう。

ところで、なかには「酪酸健康法」が合わないという人もいらっしゃいます。過敏性腸症候群（ＩＢＳ）や小腸内細菌増殖症（ＳＩＢＯ）という病気の人などがそうです。

酪酸を増やす食事は、酪酸だけではなく、酢酸やプロピオン酸も増やしてしまうからです。

日本人で過敏性腸症候群に悩む方は１７００万人を超え、中・高生においては実に20％が原因不明のお腹の不調に苦しんでいます。

そして、やっかいな過敏性腸症候群の大きな原因が、腸内細菌のバランスの崩れであることがわかってきました。

過敏性腸症候群の患者さんを調べると、「ラクトバチルス」、「バイロネラ」という腸内細菌が過剰に増えていました。さらに、腸内の酢酸とプロピオン酸が多い人ほど、過敏性腸症候群が重症であるということも腸内細菌研究でわかってきました（図26）。

ラクトバチルス、バイロネラはそれぞれ、乳酸菌が作り出す乳酸を原料として、酢酸とプロピオン酸という短鎖脂肪酸を作ります。

対して、酪酸菌である「フェカリバクテリウム」という腸内細菌は、同じ乳酸を原料として、短鎖脂肪酸である酪酸を作り出します。

前述もしてきたように、一般に短鎖脂肪酸というと「腸内細菌が腸内で作り出してくれる健康や美容に良いもの」と考えられています。しかし、酢酸やプロピオン酸と酪酸は同じ短鎖脂肪酸ですが、腸への作用は異なります。

酪酸が産生されると腸の粘膜の健康は維持され、酢酸とプロピオン酸が過剰に産生されると、粘膜の透過性が亢進し、リーキーガット（腸漏れ）となり、病的な状態になるのです。

しかし、過敏性腸症候群の発生原因がわかったということは、対応しうることにもなります。

お腹の調子が悪い過敏性腸症候群の患者さんは、酢酸とプロピオン酸を増やす、一般的には「腸活」に良いとされる食事を避ける必要があります。

つまり、この本でおすすめしてきた酪酸は、お腹の調子を整えますが、過剰な酢酸やプロピオン酸はお腹の調子の良くない過敏性腸症候群の人では、かえって悪影響を与えるということになります。

同じ短鎖脂肪酸でも「酪酸はＯＫ、そのほかはＮＧ」ということなのです。一般的に酪酸を増やす食

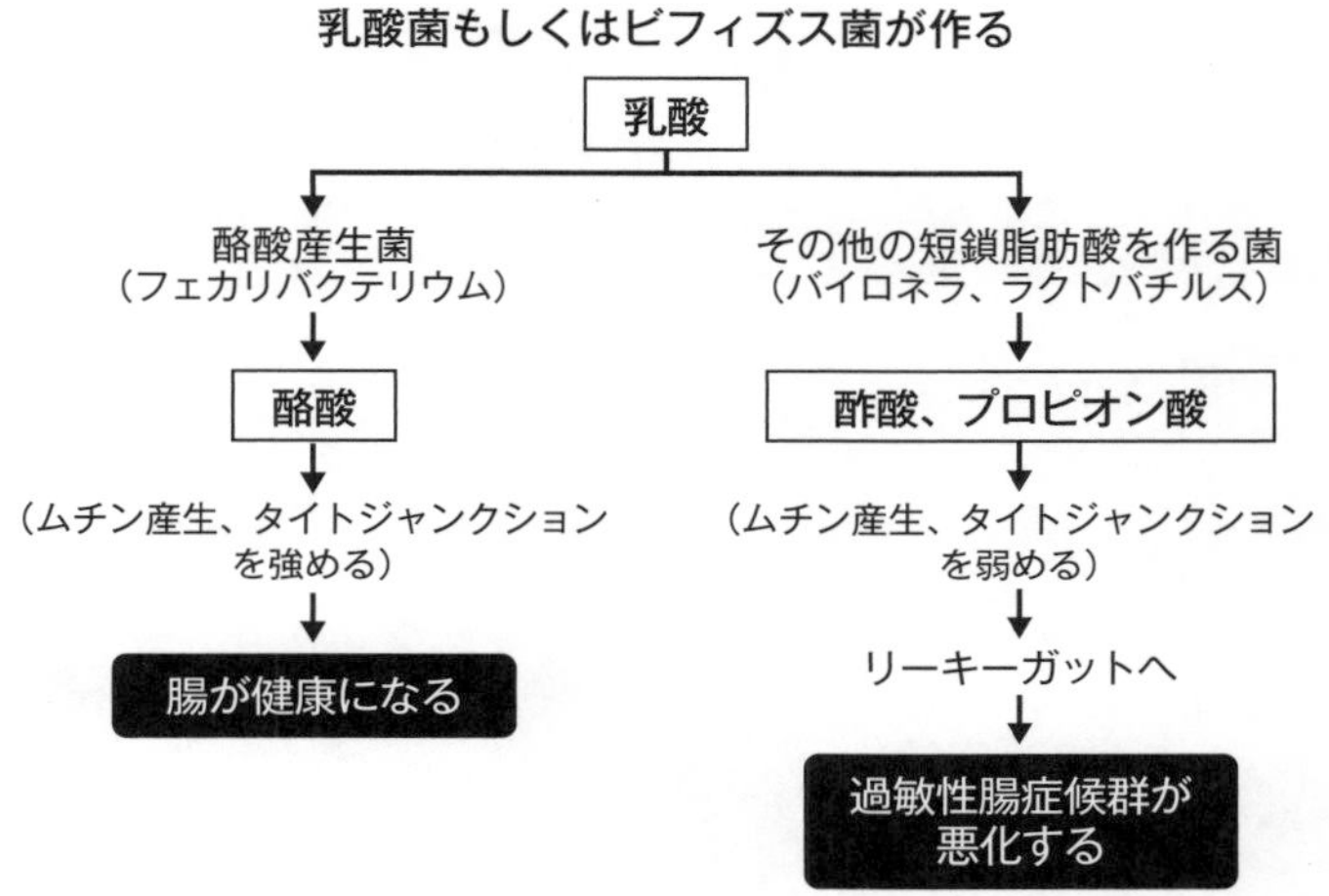

過敏性腸症候群や SIBO の患者においては、酢酸やプロピオン酸を過剰に作り出す腸内細菌（バイロネラ）が多く、腸の健康を保つ酪酸が減少してしまう。これによって腸管バリア機能が低下する。

図26　短鎖脂肪酸の2面性

事は、酢酸やプロピオン酸も増やしてしまいます。お腹の調子がすぐれない人は「低《てい》FODMAP《フォドマップ》食事法」が向いています。『パン・豆類・ヨーグルト・りんごを食べてはいけません~世界が認めたおなかの弱い人の食べ方・治し方』（さくら舎）をご一読ください。

まだまだある菌トレのご利益

日本を新型コロナウイルスが襲ったとき、日本の医療界は混乱しました。

大学病院をはじめとする医療機関は、コロナ感染患者の診断と治療に追われました。

そのため、手術や検査などの通常の診療は縮小されました。

医学の向上のための、患者さんを対象にした臨床研究はほとんどストップされる窮地に追い込まれました。

本来、研究が重要な役割を占める大学の医学部では研究が進まなくなりました。

コロナの猛威は日本の医学研究を遅らせたのです。

一方、日本とは対照的に、初期のほとんどのコロナウイルス感染症患者の腸内細菌研究は、中国で行われていました。

実は、中国はきわめて早期からコロナの研究をしていたのです。

コロナウイルスの発祥と考えられている中国で、あれだけの混乱のなか、早期から詳細な腸内細菌研究が行われていたことは興味深い事実です。

これらの研究によって明らかになったことは、意外な事実でした。

コロナウイルスに感染した入院患者のうち、重症化した患者の腸内細菌を調べると、酪酸が低下していたのです。

つまり酪酸を作り出す「酪酸産生菌」が減少していたのです。

酪酸産生菌の代表は、ロゼブリア菌（Roseburia）、ラクノスピラ菌（Lachnospirae taxa）、フェカリバクテリウム・プラウスニッツィ（Faecalibacterium prausnitzii）です。

コロナが重症化してしまった患者の腸内では、この3つの酪酸産生菌がすべて減少してしまっていたのです（Zuo T.et al.Gastroenterology 2020, Sep.,159:944-955.）。

「コロナ後遺症」患者で不足しているのは酪酸だった！

今、非常に問題となっているのが、「新型コロナウイルスの後遺症」です。

コロナウイルスに感染し、回復したものの、匂いがわからない（臭覚の異常）、味がわかりにくい（味覚の異常）、ずっとだるさがとれない、疲れやすい（倦怠感）、微熱が長いあいだ続く、息苦しい（呼吸困難感）や咳、感染中からずっと抜け毛が多い、などの症状が続く状態です。

これを、「ｌｏｎｇＣＯＶＩＤ《ロングコビッド》」と呼びます。

コロナウイルスは体の中からいなくなったのにもかかわらず、こんなにつらい症状が続き、悩んでいる人が大勢いるのです。

ほとんどの方は、コロナ陽性が判明してから1ヵ月から半年未満までにコロナ後遺症相談窓口に相談してきます。

患者の男女比は、女性59%、男性41%。女性のコロナ感染症患者に多く、その63%が40歳以下で、若い年代に多いのが特徴です。

そしてコロナ後遺症の患者９９２人のうち、65%は仕事に影響があると述べています。コロナ後遺症は間違いなく労働生産性を落とし、経済も悪化させます。

このような「コロナ後遺症」の患者さんの腸の中をよく調べてみると、酪酸と腸内細菌が作る分岐鎖アミノ酸である「Ｌイソロイシン」が低下していることがわかってきました（Zang F,et al. Gastroenterology 2021,Oct 20）。Ｌイソロイシンには、筋肉を強化したり、疲労を回復させたりする働きがあります。コロナ重症者では、酪酸とイソロイシンの低下が持続することもわかっています。

酪酸はコロナウイルスに感染しづらくする効果があるばかりか、コロナ後遺症を予防するためには酪酸の欠乏を解決することが必要なのです。

酪酸がコロナウイルスから人体を守る2つのメカニズム

では、なぜ酪酸は私たちの体をコロナウイルスから守ってくれるのでしょうか？
それには科学的に解明されている理由が2つあります。
酪酸は腸の粘膜の免疫力を高めて、バリア機能を高めるのです。
ここでの酪酸が免疫力と高める3つとは、
①酪酸は腸の粘液の中のIgA抗体の量を増やしてくれる
②酪酸は制御性T細胞（regulatory T cell：Treg）を増やす
③酪酸は、マクロファージの抗菌力を高める
というものです。

①酪酸はIgA抗体を増やす

ヒトの腸の粘膜の上には、「粘液」が乗っています。
このネバネバした粘液の中には、たくさんの「抗体」が含まれています。

この抗体は、ウイルスや細菌をやっつける「ミサイル」のようなものです。抗体の代表で、腸の免疫を高めてくれるのがＩｇＡ抗体です。

酪酸は、このＩｇＡ抗体を増やしてくれるのです。

酪酸はコロナウイルスをやっつけるＩｇＡ抗体を増やすことで私たちの腸を外敵から守ってくれるのです。

同じように、酪酸はインフルエンザ感染を予防することも発表されています。

酪酸は腸の免疫をつかさどるＩｇＡ抗体を増やすことで感染症から体を守っているのです。

②酪酸は制御性Ｔ細胞を作り出し、免疫の暴走を防止する

コロナウイルスに感染して、重症化する大きな要素に「サイトカインストーム」があります。

サイトカインストームとは免疫力の暴走です。

このサイトカインストームによって、本来私たちの体を守る働きをしている免疫細胞たちが暴走し、私たちの肺をはじめとする臓器を攻撃してしまうのです。

その結果、全身状態が悪くなり、患者は重症化し、死亡につながります。

実は、このようなサイトカインストームを予防する細胞が見つかっています。

日本人の研究者の坂口志文《さかぐちしもん》教授が発見した細胞で、「制御性Ｔ細胞（Ｔｒｅｇ《ティーレグ》）」と呼びます。

この細胞が誘導されると、自分の体を攻撃していた免疫細胞がおとなしくなり、自分いじめをやめ

るようになります。

この制御性T細胞を作り出すのが、酪酸であることがわかっています。

酪酸こそが、コロナウイルスによるサイトカインストームを抑え、コロナ重症化を防ぐのです。中国の研究で、コロナ重症患者の腸内では、酪酸産生菌が低下しており、その結果、制御性T細胞が減ってしまっていることがサイトカインストームを引き起こしていると考えられているのです。

実際、コロナウイルス感染からサイトカインストームが生じ、重症化している患者の腸内細菌叢（腸内フローラ）を調べると、かなりの腸内細菌異常が見られています。そして、重症患者では、サイトカインの一つである「CXCL10」が著明に上昇していることがわかりました。

CXCL10のようなサイトカインが嵐のように体内で暴れまくるために重症化するのです。そして、CXCL10の上昇している患者では酪酸産生菌であるフェカリバクテリウム・プラウスニッツィが減少しているのです。いかに酪酸がコロナウイルスを重症化させないために重要かがわかるでしょう。

酪酸は免疫力を高め、マクロファージの抗菌力を高める

ヒトの免疫力のなかで、重要な役割を果たしているのが、マクロファージという貪食《どんしょく》細胞です。細菌やウイルスを飲み込んで食べ、消化してしまうので貪食細胞と言われています。

酢酸がこのマクロファージの抗菌活性を高める遺伝子をスイッチオンにすることがわかってきまし

た。

酪酸産生菌の代表である「クロストリジウム・ブチリカム（Clostridium butyricum）」が産生する酪酸は、免疫細胞であるマクロファージの遺伝子を操って、抗菌力を高める作用があるのです(Immunity 2019,50:432)。

そのほか、酪酸を静脈から投与すると、インフルエンザの重症度を軽くしたり、酪酸がマクロファージの数を増やしたり、インフルエンザウイルスに対して働くＴ細胞を増やしたりして、インフルエンザ感染を押さえ込むことまでわかってきました（Trompette A,et al.Immunity 2018,48:992)。

また、免疫の暴走と聞くと、みなさんが思い浮かべるのが花粉症ではないでしょうか？

都会では２人に１人が花粉症であり、もはや花粉症は「国民病」と言えます。

しかし、実は、酪酸は花粉症の症状を改善させます。

酪酸を増やす「菌トレ」をこころがけることで、花粉症も解決できるのです。

酪酸産生菌は大腸がんの発生を抑える

酪酸の作用はコロナウイルスなどの感染症予防だけにとどまりません。

大腸がんの発生を抑えるという報告もあります。

酪酸を作り出す酪酸産生菌で有名な菌として、クロストリジウム・ブチリカムがあります。医薬品として「ミヤＢＭ」という名前の薬として医療現場で処方されています。

この菌は千葉大学の宮入博士が日本人の腸内細菌叢から発見し分離した菌です。

大腸がんができやすい有名なマウス（ＡＰＣノックアウトマウス）があります。

このマウスに高脂肪のエサを与えるとさらに大腸がんが発生しやすくなります。

しかし、このマウスに酪酸産生菌であるクロストリジウム・ブチリカムを与えると、大腸がんができづらくなるのです（Chen D,Cancer Letters 2020,469:456-467）。

つまり、酪酸産生菌は、大腸がんの発生を抑える効果が期待できるのです。

プロバイオティクスをうまく利用して腸内細菌が腸を整える

酪酸産生菌であるクロストリジウム・ブチリカムを虫（線虫）に投与したところ、大腸菌を投与したときと比較して、有意に寿命が延長しました（Kato M et al.Nutrients 2018,10:1921.）。
なぜ、研究に線虫を使うのかと言えば、人間には１００年近い寿命があり、すぐに寿命研究の結果を見ることができませんが、線虫は21日なので、どれが寿命に影響があるのかを検討するには都合がいいからです。
ほかにも、究極の次世代善玉菌と言われている「アッカーマンシア・ムシニフィラ」という善玉菌をマウスに投与すると、マウスの寿命が長くなることが報告されました（Barcena C,et al.Nature Medicine 2019,25:1234-1242.）
このように、体に有用だと考えられる菌を飲むことをプロバイオティクスと呼びます。

プロバイオティクスをうまく利用し、腸を整えることで、寿命すら変わるという衝撃的な事実です。

酪酸産生菌が糖尿病の発症を抑制する

自己免疫性糖尿病マウス（ＮＯＤ）という糖尿病モデルマウスがいます。

このマウスは、生後、20週、30週と歳をとってくると自然に1型糖尿病が発症してきます。

しかし、この糖尿病発症マウスに、クロストリジウム・ブチリカムという酪酸産生菌を飲ませると、年齢を重ねても糖尿病にならなくなるのです。

これは、酪酸産生菌が腸内細菌叢の乱れ（ディスバイオーシス）を改善し、糖尿病を予防するのではないか、と考えられています。

酪酸産生菌は1型糖尿病の発症を抑えるのです。

このように、腸の環境と血糖は強い関係があるのです。

酪酸が高い人は抗がん剤の効きが良い

酪酸が大腸がんを抑えるという話をしましたが、ほかにもあります。

抗がん剤の中に「免疫チェックポイント阻害剤」という薬があります。

この抗がん剤が実際に効果があった人を調べると、便中の酪酸の濃度が高かったのです（Nomura

M, et al.JAMA Netw Open 2020,3:e202895)。

また、肺がん患者（非小細胞がん）で抗がん剤で治療している人に、酪酸産生菌であるクロストリジウム・ブチリカムを内服してもらうと、なんと、抗がん剤の効果が高まり、全生存率が上がることが報告されました（Tomita Y,et al.Cancer Immunol Res 2020,8:1236-42.)。同じことが肺がんだけでなく、腎がんでも確認されています。

このようなデータを見ると、がんの治療をしている人は、酪酸産生菌を増やす食事を心がけることが非常に重要なことだと考えます。

さらに、抗がん剤で治療している人は、酪酸産生菌であるクロストリジウム・ブチリカムを服用することを考えてもいいでしょう。「菌トレ」はがんにも効果的なのです。

酪酸はなぜ抗がん剤の効果を高めるのか？

日本のノーベル賞受賞者である、京都大学名誉教授・本庶佑《ほんじょたすく》博士が発見した重要な事実。

それは、がん細胞の中に含まれる悪玉細胞が、がん細胞を攻撃しようとする私たちの免疫力を下げてしまうことでした。

がん細胞ができると、がんは、私たちの骨髄から免疫抑制細胞という細胞をがんのできている場所にひきつけてきます。この免疫抑制細胞が、抗がん剤の効果を台無しにしてしまうのです。

本庶佑博士はその事実を発見し、これが新しい抗がん剤（オプジーボ）の開発につながったのです。

がんは、私たちの免疫力を押さえ込み、うまく体内で増殖しているわけです。

ところが、酪酸はこのがん細胞のひきこんでくる悪玉細胞を抑えることがわかりました。

乳がんを移植したマウスの骨髄の中で増えるこの悪玉細胞（骨髄由来免疫抑制細胞）は、酪酸を投与することで消えることがわかりました。

つまり、がんが持っている免疫撹乱作用を酪酸が解消してくれ、抗がん剤（免疫療法）の効果を上げるのです（Wang HF et al.Cancer Immun Immunoth 2017,66:353）。

がん治療にも効果的な漢方薬

あなたはがんと宣告されたら、すぐに治療を始めますか？　それとも抗がん剤治療や手術を拒否しますか？

近年、医療不信を背景として、がん治療の負の側面が取り沙汰されています。

しかし、ここではがん治療をイエスかノーかで極端に分けるのではなく、中道の視点で話をします。

がん治療を受ける受けないは、患者さんご自身の選択です。

ただ、がんの標準治療を受けないからといって、がん特有のつらい症状まで放置することはありません。がんになると、だるくなったり、食欲不振になったり、気力が落ちるなど、いろいろな症状が出てきます。これではQＯＬ（Quality of life：生活の質）を保つことはできません。

そこで漢方薬を使って、がんとうまく共存しようという方法があります。

漢方薬による治療は単独で行うこともできますし、他の治療との組み合わせ、たとえば、がんの一般的な治療である手術、抗がん剤治療や放射線治療といった標準治療との併用もできます。これは「ハーモニック治療」といわれ、組み合わせることで満足のいく効果が得られるものです。

漢方薬は今や新しい治療薬です。以前は効果がわかっていても、具体的に効くメカニズムまでは解明できない点も多かったのです。しかし、現在はエビデンス（科学的根拠）もわかっており、どうして効くのかといった分子生物学的なメカニズムにもメスが入っています。

がん治療に使われる漢方薬で代表的なものが「十全大補湯《じゅうぜんたいほとう》」で、がん特有のつらい症状を押さえ込むことができます。十全大補湯はナチュラルキラー細胞（ＮＫ細胞）を活性化させ、がん細胞を抑えるものです。

また、大腸がんは肝臓に転移することが多いのですが、十全大補湯は転移を抑える効果も確認されています。

補中益気湯《ほちゅうえっきとう》もがんに効果的な漢方薬です。高麗ニンジンが入っているので全身のだるさも解消してくれます。がんでなくても「疲れた……」が口グセの人にはおすすめです。

これらの漢方薬は薬局でも手に入りますし、がん治療をしている方はクリニックでも処方してもらえます。

がん以外でも漢方薬は有効です。

最近、注目を浴びている漢方薬に抑肝散《よくかんさん》があります。抑肝散は更年期障害などでイライラする「気分障害」に効果的ですし、乾燥肌などの慢性的な皮膚のかゆみにも効果があります。また、認知症で暴言を吐く、怒る、といった興奮しやすい患者さんにもよいことがわかり、認知症外来でも使われるようになりました。介護をする人たちにとっては朗報です。

集中力を増したい人には小青竜湯《しょうせいりゅうとう》。これはもともと花粉症などアレルギー性鼻炎に使われていたもので、覚醒作用のある成分が含まれています。花粉症の人は抗アレルギー剤を飲むことが多いのですが、どうしても眠くなります。そういうときは朝と昼に小青竜湯を飲み、眠くなってもよい夜は抗アレルギー剤を飲むなど、使い分けをするとよいでしょう。

しかし、漢方薬も100％安全という保証はありません。長期的に飲んでいると副作用で肝機能障害を起こすこともあります。以前中国から輸入された漢方薬に不純物が入っていたため肝機能障害を引き起こし、死亡者が出たという例も報道されました。

副作用の有無を確認するには、定期的にクリニックで血液検査を受けることが必要です。

また、漢方薬に含まれる成分にはドーピング検査で陽性反応が出るものもあります。アスリートの方が漢方薬を選ぶときは、スポーツドクターなどに相談するのがよいでしょう。

・Depommier, Clara, et al. "Supplementation with Akkermansia muciniphila in overweight and obese human volunteers: a proof-of-concept exploratory study." *Nature medicine* 25.7 (2019): 1096-1103.
・Barcena, Clea, et al. "Healthspan and lifespan extension by fecal microbiota transplantation into progeroid mice." *Nature medicine* 25.8 (2019): 1234-1242.
・Salosensaari, Aaro, et al. "Taxonomic signatures of cause-specific mortality risk in human gut microbiome." *Nature communications* 12.1 (2021): 1-8.
・Wilmanski, Tomasz, et al. "Gut microbiome pattern reflects healthy ageing and predicts survival in humans." *Nature metabolism* 3.2 (2021): 274-286.
・光岡知足：腸内菌の世界（光岡知足編）、叢文社、1980.
・山下智也：腸内細菌と動脈硬化 . 成人病と生活習慣病 2015;45:1523-1529.
・渡邉邦友：臨床微生物学のための新しい細菌分類体系 . 日本臨床微生物学雑誌 2014; 24：99-113.
・Int J Hum Cult Stud. No. 29 2019.
・安田剛士:消化器診療におけるサルコペニアの意義　日本消化器病学会雑誌（0446-6586）118 巻臨増大会　A461(2021.10).
・小松周平：骨格筋由来分泌型マイクロ RNA miR-133b による胃癌サルコペニア病態・運動療法の評価と抗がん核酸療法の開発 . 日本胃癌学会総会記 93 回 171(2021.03).

1177.
・Gibson, Peter R. "Use of the low - FODMAP diet in inflammatory bowel disease." *Journal of gastroenterology and hepatology* 32.S1 (2017): 40-42.
・Imajo, Kento, et al. "Hyperresponsivity to low-dose endotoxin during progression to nonalcoholic steatohepatitis is regulated by leptin-mediated signaling." *Cell metabolism* 16.1 (2012): 44-54.
・De Filippis, Francesca, et al. "High-level adherence to a Mediterranean diet beneficially impacts the gut microbiota and associated metabolome." *Gut* 65.11 (2016): 1812-1821.
・Hartstra, Annick V., et al. "Insights into the role of the microbiome in obesity and type 2 diabetes." *Diabetes care* 38.1 (2015): 159-165.
・Cani, P. D., and W. M. de Vos. "Next-generation beneficial microbes: the case of Akkermansia muciniphila. Front Microbiol 8: 1765." (2017).
・JanssenDuijghuijsen, Lonneke M., et al. "Endurance exercise increases intestinal uptake of the peanut allergen Ara h 6 after peanut consumption in humans." *Nutrients* 9.1 (2017): 84.
・Yazici, Cemal, et al. "Race-dependent association of sulfidogenic bacteria with colorectal cancer." *Gut* 66.11 (2017): 1983-1994.
・Kostic, Aleksandar D., et al. "Fusobacterium nucleatum potentiates intestinal tumorigenesis and modulates the tumor-immune microenvironment." *Cell host & microbe* 14.2 (2013): 207-215.
・Cesario, Valentina, et al. "Methane intestinal production and poor metabolic control in type I diabetes complicated by autonomic neuropathy." *Minerva endocrinologica* 39.3 (2014): 201-207.
・Costa, R. J. S., et al. "Systematic review: exercise - induced gastrointestinal syndrome—implications for health and intestinal disease." *Alimentary pharmacology & therapeutics* 46.3 (2017): 246-265.
・Brown, Christopher T., et al. "Gut microbiome metagenomics analysis suggests a functional model for the development of autoimmunity for type 1 diabetes." *PloS one* 6.10 (2011)
・Bello, Maria G. Dominguez, et al. "Preserving microbial diversity." *Science* 362.6410 (2018): 33-34.
・Yoshimoto, Shin, et al. "Enriched metabolites that potentially promote age-associated diseases in subjects with an elderly-type gut microbiota." *Gut microbes* 13.1 (2021): 1-11.
・Sato, Yuko, et al. "Novel bile acid biosynthetic pathways are enriched in the microbiome of centenarians." *Nature* 599.7885 (2021): 458-464.

Gastroenterology 148.1 (2015): 203-214.
・Yan, Arthur W., et al. "Enteric dysbiosis associated with a mouse model of alcoholic liver disease." *Hepatology* 53.1 (2011): 96-105.
・Arimatsu, Kei, et al. "Oral pathobiont induces systemic inflammation and metabolic changes associated with alteration of gut microbiota." *Scientific reports* 4 (2014): 4828.
・Sato, Keisuke, et al. "Aggravation of collagen-induced arthritis by orally administered Porphyromonas gingivalis through modulation of the gut microbiota and gut immune system." *Scientific reports* 7.1 (2017): 1-13.
・Chen, Binrui, et al. "Prevalence and predictors of small intestinal bacterial overgrowth in irritable bowel syndrome: a systematic review and meta-analysis." *Journal of gastroenterology* 53.7 (2018): 807-818.
・Gatta, L., et al. "Systematic review with meta - analysis: rifaximin is effective and safe for the treatment of small intestine bacterial overgrowth." *Alimentary pharmacology & therapeutics* 45.5 (2017): 604-616.
・Pimentel, Mark, Evelyn J. Chow, and Henry C. Lin. "Normalization of lactulose breath testing correlates with symptom improvement in irritable bowel syndrome: a double-blind, randomized, placebo-controlled study." *The American journal of gastroenterology* 98.2 (2003): 412-419.
・Pimentel, Mark, Evelyn J. Chow, and Henry C. Lin. "Eradication of small intestinal bacterial overgrowth reduces symptoms of irritable bowel syndrome." *The American journal of gastroenterology* 95.12 (2000): 3503-3506.
・Foster, Jane A. "Gut feelings: bacteria and the brain." *Cerebrum: the Dana forum on brain science.* Vol. 2013. Dana Foundation, 2013.
・Ghoshal, Uday C., and Deepakshi Srivastava. "Irritable bowel syndrome and small intestinal bacterial overgrowth: meaningful association or unnecessary hype." *World Journal of Gastroenterology: WJG* 20.10 (2014): 2482.
・Varjú, Péter, et al. "Low fermentable oligosaccharides, disaccharides, monosaccharides and polyols (FODMAP) diet improves symptoms in adults suffering from irritable bowel syndrome (IBS) compared to standard IBS diet: A meta-analysis of clinical studies." *PLoS One* 12.8 (2017).
・Vincenzi, Massimo, et al. "Effects of a low FODMAP diet and specific carbohydrate diet on symptoms and nutritional adequacy of patients with irritable bowel syndrome: Preliminary results of a single-blinded randomized trial." *Journal of Translational Internal Medicine* 5.2 (2017): 120-126.
・Khan, Muhammad Ali, et al. "Low-FODMAP diet for irritable bowel syndrome: is it ready for prime time?" *Digestive diseases and sciences* 60.5 (2015): 1169-

abnormalities associated with neurodevelopmental disorders." *Cell* 155.7 (2013): 1451-1463.
・Pendyala, Swaroop, Jeanne M. Walker, and Peter R. Holt. "A high-fat diet is associated with endotoxemia that originates from the gut." *Gastroenterology* 142.5 (2012): 1100-1101.
・Nishijima, Suguru, et al. "The gut microbiome of healthy Japanese and its microbial and functional uniqueness." *DNA Research* 23.2 (2016): 125-133.
・Naito, Yuji, et al. "Gut microbiota differences in elderly subjects between rural city Kyotango and urban city Kyoto: an age-gender-matched study." *Journal of clinical biochemistry and nutrition* (2019): 19-26.
・Takagi, Tomohisa, et al. "Differences in gut microbiota associated with age, sex, and stool consistency in healthy Japanese subjects." *Journal of gastroenterology* 54.1 (2019): 53-63.
・Halmos, Emma P., et al. "A diet low in FODMAPs reduces symptoms of irritable bowel syndrome." *Gastroenterology* 146.1 (2014): 67-75.
・Tana, C., et al. "Altered profiles of intestinal microbiota and organic acids may be the origin of symptoms in irritable bowel syndrome." *Neurogastroenterology & Motility* 22.5 (2010): 512
・Farmer, Adam D., et al. "Caecal pH is a biomarker of excessive colonic fermentation." *World Journal of Gastroenterology: WJG* 20.17 (2014): 5000.
・Lin, Henry C. "Small intestinal bacterial overgrowth: a framework for understanding irritable bowel syndrome." *Jama* 292.7 (2004): 852-858.
・Rezaie, Ali, et al. "Hydrogen and methane-based breath testing in gastrointestinal disorders: the North American Consensus." *The American journal of gastroenterology* 112.5 (2017): 775.
・Sachdev, Amit H., and Mark Pimentel. "Gastrointestinal bacterial overgrowth: pathogenesis and clinical significance." *Therapeutic advances in chronic disease* 4.5 (2013): 223-231.
・Mathur, Ruchi, et al. "Metabolic effects of eradicating breath methane using antibiotics in prediabetic subjects with obesity." *Obesity* 24.3 (2016): 576-582
・Basseri, Robert J., et al. "Intestinal methane production in obese individuals is associated with a higher body mass index." *Gastroenterology & hepatology* 8.1 (2012): 22.
・Dogan, Serkan, Mehmet Celikbilek, and Kadri Guven. "High fructose consumption can induce endotoxemia." *Gastroenterology* 143.3 (2012): e29.
・Chen, Peng, et al. "Supplementation of saturated long-chain fatty acids maintains intestinal eubiosis and reduces ethanol-induced liver injury in mice."

metabolism and reduces muscle atrophy during aging." Aging cell 14.6 (2015): 957-970.
・Watanabe, Shaw, and Kazumoto Inuma. "Low COVID-19 infection and mortality in rice eating countries." *Scholarly Journal of Food and Nutrition* 3 (2020): 326-8.
・Su, Grace L., et al. "AGA clinical practice guidelines on the role of probiotics in the management of gastrointestinal disorders." *Gastroenterology* 159.2 (2020): 697-705.
・Rao, Satish SC, et al. "Brain fogginess, gas and bloating: a link between SIBO, probiotics and metabolic acidosis." *Clinical and translational gastroenterology* 9.6 (2018): 162.
・Shen, Le, et al. "Tight junction pore and leak pathways: a dynamic duo." *Annual review of physiology* 73 (2011): 283-309.
・Kawano, Yoshinaga, et al. "Colonic pro-inflammatory macrophages cause insulin resistance in an intestinal Ccl2/Ccr2-dependent manner." *Cell metabolism* 24.2 (2016): 295-310.
・Sato, Junko, et al. "Gut dysbiosis and detection of "live gut bacteria" in blood of Japanese patients with type 2 diabetes." *Diabetes care* 37.8 (2014): 2343-2350.
・Qin, Junjie, et al. "A metagenome-wide association study of gut microbiota in type 2 diabetes." *Nature* 490.7418 (2012): 55-60.
・Karlsson, Fredrik H., et al. "Gut metagenome in European women with normal, impaired and diabetic glucose control." *Nature* 498.7452 (2013): 99-103.
・Caesar, Robert. "Pharmacologic and nonpharmacologic therapies for the gut microbiota in type 2 diabetes." *Canadian journal of diabetes* 43.3 (2019): 224-231.
・Song, Mingyang, and Andrew T. Chan. "Environmental factors, gut microbiota, and colorectal cancer prevention." *Clinical Gastroenterology and Hepatology* 17.2 (2019): 275-289.
・Komiya, Yasuhiko, et al. "Patients with colorectal cancer have identical strains of Fusobacterium nucleatum in their colorectal cancer and oral cavity." *Gut* 68.7 (2019): 1335-1337.
・Mishima, Eikan, et al. "Evaluation of the impact of gut microbiota on uremic solute accumulation by a CE-TOFMS–based metabolomics approach." *Kidney international* 92.3 (2017): 634-645.
・Hsiao, Elaine Y., et al. "Microbiota modulate behavioral and physiological

1 T Regulatory Cells." *Gastroenterology* 157.6 (2019): 1584-1598.
・Sasaki, Kengo, et al. "Construction of a model culture system of human colonic microbiota to detect decreased Lachnospiraceae abundance and butyrogenesis in the feces of ulcerative colitis patients." *Biotechnology journal* 14.5 (2019): 1800555.
・Jia, Lingling, et al. "Clostridium butyricum CGMCC0313.1 protects against autoimmune diabetes by modulating intestinal immune homeostasis and inducing pancreatic regulatory T cells." *Frontiers in immunology* 8 (2017): 1345.
・Schulthess, Julie, et al. "The short chain fatty acid butyrate imprints an antimicrobial program in macrophages." *Immunity* 50.2 (2019): 432-445.
・Trompette, Aurélien, et al. "Dietary fiber confers protection against flu by shaping Ly6c — patrolling monocyte hematopoiesis and CD8+ T cell metabolism." *Immunity* 48.5 (2018): 992-1005.
・Isobe, Junya, et al. "Commensal-bacteria-derived butyrate promotes the T-cell-independent IgA response in the colon." *International immunology* 32.4 (2020): 243-258.
・Chen, Danfeng, et al. "Clostridium butyricum, a butyrate-producing probiotic, inhibits intestinal tumor development through modulating Wnt signaling and gut microbiota." *Cancer letters* 469 (2020): 456-467.
・Nomura, Motoo, et al. "Association of short-chain fatty acids in the gut microbiome with clinical response to treatment with nivolumab or pembrolizumab in patients with solid cancer tumors." *JAMA network open* 3.4 (2020): e202895-e202895.
・Tomita, Yusuke, et al. "Association of probiotic Clostridium butyricum therapy with survival and response to immune checkpoint blockade in patients with lung cancer." *Cancer immunology research* 8.10 (2020): 1236-1242.
・Dizman, Nazli, et al. "Nivolumab plus ipilimumab with or without live bacterial supplementation in metastatic renal cell carcinoma: a randomized phase 1 trial." *Nature medicine* 28.4 (2022): 704-712.
・Atarashi, Koji, et al. "T reg induction by a rationally selected mixture of Clostridia strains from the human microbiota." *Nature* 500.7461 (2013): 232-236.
・Patterson, Angela M., et al. "Human gut symbiont Roseburia hominis promotes and regulates innate immunity." *Frontiers in immunology* 8 (2017): 1166.
・Walsh, Michael E., et al. "The histone deacetylase inhibitor butyrate improves

◉参考文献

・Chen, Robert Y., et al. "A microbiota-directed food intervention for undernourished children." *New England Journal of Medicine* 384.16 (2021): 1517-1528.

・Gehrig, Jeanette L., et al. "Effects of microbiota-directed foods in gnotobiotic animals and undernourished children." *Science* 365.6449 (2019): eaau4732.

・Riera, Céline E., et al. "TRPV1 pain receptors regulate longevity and metabolism by neuropeptide signaling." *Cell* 157.5 (2014): 1023-1036.

・Sharon, Gil, et al. "Commensal bacteria play a role in mating preference of Drosophila melanogaster." *Proceedings of the National Academy of Sciences* 107.46 (2010): 20051-20056.

・Furusawa, Yukihiro, et al. "Commensal microbe-derived butyrate induces the differentiation of colonic regulatory T cells." *Nature* 504.7480 (2013): 446-450.

・Zuo, Tao, et al. "Alterations in gut microbiota of patients with COVID-19 during time of hospitalization." *Gastroenterology* 159.3 (2020): 944-955.

・d'Ettorre, Gabriella, et al. "Challenges in the management of SARS-CoV2 infection: the role of oral bacteriotherapy as complementary therapeutic strategy to avoid the progression of COVID-19." *Frontiers in medicine* 7 (2020): 389.

・Zhang, Fen, et al. "Prolonged impairment of short-chain fatty acid and L-isoleucine biosynthesis in gut microbiome in patients with COVID-19." *Gastroenterology* (2021).

・Huang, Xinyi, et al. "Butyrate Alleviates Cytokine-Induced Barrier Dysfunction by Modifying Claudin-2 Levels." *Biology* 10.3 (2021): 205.

・Lewis, Stephen. "Response to the Article: McFarland LV. Meta-Analysis of Probiotics for the Prevention of Antibiotic-Associated Diarrhea and the Treatment of: Clostridium difficile: Disease. Am J Gastroenterol 2006; 101: 812–22." *Official journal of the American College of Gastroenterology| ACG* 102.1 (2007): 201-202.

・Miyashita Kazuo."Multi-functionalities of Seaweed Carotenoid, Fucoxanthin." *Bioscience, biotechnology, and biochemistry* Vol, 46, No7,2008.

・Maeda, Hayato, et al. "Seaweed carotenoid, fucoxanthin, as a multi-functional nutrient." *Asia Pacific Journal of Clinical Nutrition* 17 (2008).

・Katagiri, Ryoko, et al. "Adequacy of iodine intake in three different Japanese adult dietary patterns: a nationwide study." *Nutrition Journal* 14.1 (2015): 1-13.

・Cook, Laura, et al. "Suppressive and Gut-Reparative Functions of Human Type

著者略歴

一九七一年、栃木県に生まれる。医学博士。自治医科大学大学院医学研究科を修了する。江田クリニック院長。日本消化器病学会奨励賞受賞。日本消化器病学会専門医。日本消化器内視鏡学会専門医。日本ヘリコバクター学会認定ピロリ菌感染症認定医。日本抗加齢医学会専門医。米国消化器病学会（AGA）インターナショナルメンバー。

ピロリ菌感染胃粘膜において、胃がん発生に重要な役割を果たしているCDX2遺伝子が発現していることを世界で初めて米国消化器病学会で発表し、英文誌の巻頭論文として掲載された。

毎日、国の内外から来院する患者さんを胃内視鏡、大腸内視鏡で診察し、改善させることを生きがいにしているカリスマ消化器専門医。テレビ、ラジオ、雑誌に頻繁に取り上げられ、わかりやすい解説に人気がある。

著書には『腸のトリセツ』（学研プラス）、『新しい腸の教科書』（池田書店）、『パン・豆類・ヨーグルト・りんごを食べてはいけません』（さくら舎）など多数がある。

70代《だい》、腸内細菌《ちょうないさいきん》と筋肉《きんにく》で老《お》いを超《こ》える
——菌活《きんかつ》・筋《きん》トレで若返《わかがえ》りが証明《しょうめい》された！

二〇二三年 五 月一三日 第一刷発行

著者 江田《えだ》 証《あかし》
発行者 古屋信吾
発行所 株式会社さくら舎 http://www.sakurasha.com
東京都千代田区富士見一-二-一一 〒一〇二-〇〇七一
電話 営業 〇三-五二一一-六五三三 FAX 〇三-五二一一-六四八一
編集 〇三-五二一一-六四八〇
振替 〇〇一九〇-八-四〇二〇六〇

装丁 村橋雅行
本文図版 株式会社ウェイド
印刷・製本 中央精版印刷株式会社

ISBN978-4-86581-387-6